实用皮肤病与性病学

贺东杰　胡章一　常　晶◎著

世界图书出版公司
广州·上海·西安·北京

图书在版编目（ＣＩＰ）数据

实用皮肤病与性病学 / 贺东杰 , 胡章一 , 常晶著 . -- 广州 : 世界图书出版广东有限公司 , 2019.12

ISBN 978-7-5192-7185-5

Ⅰ . ①实… Ⅱ . ①贺… ②胡… ③常… Ⅲ . ①皮肤病－诊疗②性病－诊疗 Ⅳ . ① R75

中国版本图书馆 CIP 数据核字 (2020) 第 016968 号

书　　　名	实用皮肤病与性病学
	SHIYONG PIFUBING YU XINGBINGXUE
著　　　者	贺东杰　胡章一　常　晶
责 任 编 辑	张柏登　程　静　曹桔方
装 帧 设 计	李　明
责 任 技 编	刘上锦
出 版 发 行	世界图书出版广东有限公司
地　　　址	广州市新港西路大江冲 25 号
邮　　　编	510300
电　　　话	020-84451969　84453623　84184026　84459579
网　　　址	http://www.gdst.com.cn
邮　　　箱	wpc_gdst@163.com
经　　　销	各地新华书店
印　　　刷	广州市迪桦彩印有限公司
开　　　本	787mm × 1092 mm　1/16
印　　　张	9.75
字　　　数	193 千字
版　　　次	2019 年 12 月第 1 版　　2019 年 12 月第 1 次印刷
国 际 书 号	ISBN 978-7-5192-7185-5
定　　　价	39.80 元

前　言

　　近 10 年来，皮肤病与性病学科和医学领域的其他学科一样，在许多方面有了长足的研究进展。随着医学免疫学、免疫病理学、细胞生物学及一些分子生物学新技术的发展，人们对许多皮肤病的本质又有了进一步的认识。新发现的病种不断增多，一些新的检测技术的问世，使不少皮肤病的诊断水平有了提高。在皮肤病的治疗方面，新的药物及各种新的治疗技术也有了不少进展。

　　本书重点探讨了常见皮肤病，同时也兼顾了较少见的皮肤病及具有皮肤症状的其他疾病。具体包括以下内容：病毒性皮肤病、真菌性皮肤病、药物性皮炎、色素性皮肤病、瘙痒性皮肤病、皮肤附属器疾病、性传播疾病、皮肤外科围手术期的护理、皮肤科疾病护理操作。每种疾病均有病因、临床症状及实验室检查等项内容，有关内容前后呼应。故本书不仅适合皮肤科医生使用，也可供其他各科临床医生参考。

　　由于笔者学识有限，皮肤性病科发展日新月异，书中难免有不足与错误，敬请读者给予批评指正。书中提到的诊治方法、操作步骤、护理措施等，仅供参考，实际操作时需根据临床诊断的具体情况实施。

作者

2019 年 10 月

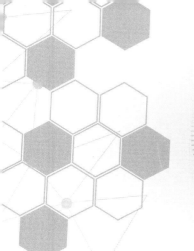

目　录

第一章 病毒性皮肤病

病毒性皮肤病是由病毒感染引起的以皮肤或黏膜病变为主的一类疾病。病毒是一种非细胞形态病原微生物，不含能量代谢酶，侵入人体活性细胞内，其生物代谢依赖宿主细胞，在复制繁殖过程中引起细胞代谢紊乱，进而产生各种损害。感染皮肤和黏膜的病毒多数是直接引起局部皮疹，少数由病毒的抗原性作用引起超敏反应性皮疹。由于病毒性质及种类的不同，皮肤疾病的临床表现亦不相同。

引起病毒性皮肤病的病毒多达500多种，并且还不断有新的病毒发现，其分类以往根据病毒感染后的皮疹表现分为三型：

（1）新生物型：皮疹以疣状或乳头瘤样增生为主，常见有寻常疣、扁平疣、跖疣、传染性软疣等。

（2）水疱型：皮疹以疱疹为主，常见有单纯疱疹、水痘、带状疱疹、牛痘样湿疹、手足口病等。

（3）发疹型：皮疹以红斑或斑丘疹为主，常见有麻疹、风疹等。

第一节 单纯疱疹

单纯疱疹是由单纯疱疹病毒感染皮肤或黏膜所致的急性炎症性皮肤病，临床以簇集性水疱为特征，有自限性，但易复发。

一、病因与发病机制

单纯疱疹病毒（HSV），属双链DNA病毒，呈球形，外周由核衣壳及病毒包膜组成。人类单纯疱疹病毒分Ⅰ型和Ⅱ型，两者之间存在交叉免疫现象。HSV-1型初发感染多发生在儿童，通过接吻或公用餐具传播，好发于生殖器以外的皮肤黏膜及脑部感染。HSV-2型初发感染主要见于青年人或成人，通过密切性接触传播，好发于外生殖器部位皮肤黏膜或新生儿感染。病毒经皮肤黏膜轻微破损处进入人体形成初次感染，亦称原发型感染。其中 85%~90% 为无症状隐性感染或亚临床表现，10%~15% 出现临床表现。病毒在人体内不产生永久免疫力，侵入皮肤黏膜后，可先局部增殖，形成初发感染，以后潜伏在支配病损区域神经的神经节内，当发热、劳累、创伤、月经、妊娠、消化不良等使机体免疫力降低时，体内潜伏的 HSV 重新激活，并沿神经轴索移行到神经末梢附近上皮而发病。

近年来研究发现，复发性、多发性单纯疱疹患者，可能有细胞免疫缺陷。HSV-1 型和 HSV-2 型分别与唇癌和宫颈癌的发生有一定关系。

二、临床表现

临床上分原发型和复发型单纯疱疹。前者较少见，主要发生在初次感染 HSV，多见于 1~5 岁的小儿，常表现为疱疹性牙龈口腔炎、疱疹样湿疹（Kaposi 水痘样疹）、新生儿单纯疱疹等。复发型单纯疱疹在临床上比较多见，不同的发病部位有不同的临床表现。

（一）原发型

1. 隐性或亚临床感染　约 90% 感染者缺乏临床表现。

2. 疱疹性牙龈口腔炎　是最常见的原发型单纯疱疹，多发于 1~5 岁儿童。在颊黏膜、牙龈、舌部、上腭、咽部出现疼痛性群集性小水疱，破溃后形成浅表溃疡，上覆灰白色伪膜，疼痛明显。多数患儿伴发热、倦怠、食欲缺乏、局部淋巴结肿痛，3~5d 热退，溃疡渐愈合。整个病程 1~2 周。

3. 新生儿单纯疱疹　多因孕妇患有生殖器疱疹，分娩时经产道传染给新生儿，病原体多为 HSV-2 型。患儿生后 5~7d 发病，出现头部皮肤、眼结膜、口腔发生水疱、糜烂，严重时出现高热、黄疸、呼吸困难、肝脾大、惊厥。病情严重，预后差，易致患儿死亡。幸存者多留有永久性大脑功能障碍。

4. 疱疹样湿疹　又称 Kaposi 水痘样疹，常发生于湿疹或特应性皮炎的婴幼儿，多由 HSV-1 所致。多见于躯干上部、颈部和头部。皮损表现为原皮损处红肿并出现密集水疱或脓疱，融合成片，水疱中央有脐凹，周围有红晕。病情严重者可在 1 周内泛发于全身，并出现发热等全身症状。

5. 接种性单纯疱疹　皮损限于接触部位的群集性水疱。发生于手指者表现为位置较深的疼痛性水疱，称疱疹性瘭疽。

（二）复发型

这是指部分患者原发感染消退后，在诱发因素刺激下，在同一个部位反复发作，多见于成人。好发于口周、鼻腔开口周围、外阴，也可见于口腔黏膜等部位。发作初期局部常自觉灼热，随后出现红斑、簇集状小丘疹和水疱，可相互融合。数天后水疱破溃形成糜烂面、结痂继而愈合，病程1~2周。

（三）生殖器疱疹

属性传播性疾病。

三、实验室检查

（一）细胞学检查

刮取水疱底物涂片检出多核巨细胞和核内嗜酸性包涵体，并排除水痘、带状疱疹即可确诊。

（二）病毒学检查

疱液中分离和鉴定出HSV是确诊本病最可靠的方法。

（三）血清学检查

血清特异性抗体检查对原发型单纯疱疹的早期诊断意义不大，因其在发病后10~14d才可检出，复发型单纯疱疹发作时，病人血清中HSV IgM型抗体阳性，则证实为HSV新近感染，有辅助诊断价值。而IgG型抗体阳性对诊断意义不大。

四、诊断与鉴别诊断

根据临床皮疹特点为簇集性粟粒大水疱，好发于皮肤黏膜交界处，自觉灼热刺痛，易复发，即可诊断。必要时做实验室检查。本病应与带状疱疹、脓疱疮、手足口病等进行鉴别。

五、治疗

病程有自限性，治疗原则为缩短病程、防止继发感染和全身播散、减少复发和传播机会。

（一）内用药物治疗

1.核苷酸类 是目前常用的抗疱疹病毒药，疗效好。初发病例口服阿昔洛韦200mg，5次/天；或伐昔洛韦1000mg，2次/天；或泛昔洛韦250mg，3次/天，疗程均为7~10d，复发病例疗程5d。若为频繁复发，每年发病6次以上者，采用每日病毒抑制疗法，口服阿昔洛韦400mg，3次/天；或泛昔洛韦250mg，2次/天；或伐昔洛韦500mg，1次/天。一般需连服6~12个月，可使复发次数减少75%以上。

2.其他 重症患者可使用阿糖腺苷10~15mg/（kg·d），加入5%葡萄糖液内稀释至0.5mg/mL，缓慢滴注，1次/天，连用5d。干扰素100万~300万U，隔日肌内注射，连用7~10次，可减少复发。

（二）外用药物治疗

皮损处可选择外用 3% 阿昔洛韦软膏、0.5% 酞丁胺搽剂、2% 甲紫液、0.1% 碘苷。若为糜烂面用 3% 硼酸液或 0.1% 依沙吖啶液冷湿敷。继发细菌感染外用 0.5% 新霉素软膏。口腔疱疹用 1：5000 呋喃西林液或生理盐水漱口，涂 1% 甲紫液。

第二节　带状疱疹

带状疱疹是由水痘-带状疱疹病毒引起的急性炎症性皮肤病。特征为沿单侧神经分布的簇集性小水疱，多伴明显的神经痛。

一、病因与发病机制

病原体是水痘-带状疱疹病毒（VZV），属 DNA 病毒，现已命名为人疱疹病毒 3 型（HHV-3）。人是 VZV 的唯一宿主。初次感染者多为免疫力较低的儿童，病毒经呼吸道黏膜侵入体内，发病为水痘或呈隐性感染，此后均成为带病毒者。VZV 具有嗜神经和皮肤的特性，病毒进入体内后长期潜伏在脊神经后根或脑神经节的神经元内。当机体免疫力降低时，潜伏的病毒被激活，沿感觉神经轴索下行，到达该神经所支配区域的皮肤内复制产生水疱，同时受累神经发生炎症、坏死，产生神经痛。本病预后可获得较持久的免疫，故一般不会再发。

二、临床表现

（一）典型表现

出疹前可有低热、乏力、食欲缺乏等全身症状。皮疹好发部位依次为肋间神经、颈部神经、三叉神经和腰骶神经分布区。多数患者在出疹部位先有神经痛或皮肤感觉异常等前驱症状，1~5d 后出疹，亦有无此表现即出疹。皮疹初为不规则的红斑，继之出现成簇粟粒到绿豆大丘疹、丘疱疹，迅速变为水疱，疱液澄清，互不融合，周有红晕，各群水疱间皮肤正常。皮疹沿神经走行方向排列呈带状，单侧分布，躯干部皮疹不超过体表正中线。数日后，疱液渐变混浊，破溃结痂或疱液吸收、干涸，痂脱后可留有暂时性红斑或色素沉着斑。病程一般为 2~3 周。神经痛是带状疱疹的特征之一，整个病程均可伴疼痛。老年患者疼痛较重，病程为 3~4 周。

（二）特殊表现

1. 眼带状疱疹 系病毒侵犯三叉神经眼支分布区，累及角膜、结膜、眼睑。多见于老年人，疼痛剧烈，眼部皮疹易形成角膜溃疡。

2. 耳带状疱疹 系病毒侵犯面神经与听神经分布区，表现为单侧耳郭、外耳道、鼓膜疱疹，疼痛，伴周围性面瘫及不同程度的耳鸣、耳聋、眩晕、恶心、眼球震颤、舌前 1/3 味觉消失等。膝状神经节受累而致面瘫、耳痛、外耳道疱疹三联症，称为 Ramsey-Hunt 综合征。

3. 带状疱疹后遗神经痛 带状疱疹在发疹前、发疹时，以及皮损痊愈后均可伴有神经痛，统称带状疱疹相关性疼痛，如果皮损消退后（通常 4 周后）神经痛持续存在，就称为带状疱疹后遗神经痛。

4. 其他 与患者机体抵抗力差异有关，可表现为顿挫型（无皮疹仅有神经痛）、不全型（仅出现红斑、丘疹无水疱即消退）、大疱型、泛发型（同时累计 2 个以上神经节对侧或同侧多处皮损）等。

三、诊断与鉴别诊断

根据典型临床表现诊断不难。顿挫型带状疱疹，可能将神经痛误诊为肋间神经痛、心绞痛、阑尾炎等疾病，需加注意，并做相应检查。有时需与单纯疱疹、脓疱疮相鉴别。

四、治疗

治疗原则是抗病毒、消炎、止痛，缩短病程，预防继发感染。

（一）抗病毒治疗

（1）阿昔洛韦 800mg，5 次 / 天，口服；或伐昔洛韦 1000mg，3 次 / 天，口服；或泛昔洛韦 250mg，3 次 / 天，口服。应早期、足量抗病毒治疗，特别是 50 岁以上患者，有利于减轻神经痛。

（2）局部治疗，以干燥、消炎为主，阿昔洛韦软膏、喷昔洛韦软膏外用。

（二）对症治疗

1. 止痛 同时应用营养神经药物，如维生素 B_1、维生素 B_{12} 口服或肌内注射。

2. 糖皮质激素 泼尼松，30~40mg /d，口服，连用 7~10d。适用于无相关其他疾病的老年患者，若无禁忌证，则早期服用可明显减轻疼痛，缩短病程，减少后遗症。应用时有学者有不同的意见，大多数人认为及早合理应用可抑制炎症过程和相关性疼痛的病程。

3. 局部理疗 如氦氖激光、紫外线、频谱治疗仪照射等可缓解神经痛、提高疗效。

4.其他治疗 对泛发严重病例除上述措施外，还应注意支持疗法，防止并发细菌感染。干扰素、丙种球蛋白等对本病都有疗效，但多与抗疱疹病毒药物联合应用，单纯应用疗效差。

第三节　手足口病

手足口病是以手掌、足跖、口腔出现炎症性水疱为特征的一种病毒性传染病。

一、病因与发病机制

病原体是由柯萨奇病毒 A_{16} 型病毒和肠道病毒 71 型引起，其他柯萨奇病毒，如 A_5、A_7、A_9、A_{10} 及 B_3、B_5 也可引起。该病毒传染性强，主要经粪—口途径传播，亦可通过呼吸道飞沫传染，可经受到病毒污染的衣物、食品等间接传染。

二、临床表现

好发于婴幼儿，潜伏期 3~7d。多见于 2~10 岁的儿童，在幼儿园中发生流行。发疹前有低热、头痛、腹痛、食欲减退等，经 1~3d 的前驱期后，口腔及手足出现皮疹，初为红色斑疹，很快发展为 2~4mm 的小水疱，疱液清，疱壁薄，疱周绕以红晕，水疱破溃后可形成糜烂面或浅溃疡。多数患儿手足口同时出疹，也有不全表现者，但口腔发疹率最高，约 90％以上患儿有口腔黏膜皮疹。病程为 1 周左右，愈后极少复发。

三、诊断与鉴别诊断

根据口腔、手部、足部的炎症性小水疱，周有红晕等特征性皮损，结合流行病学做出诊断。需与疱疹性咽炎、水痘、多形性红斑鉴别。

四、预防和治疗

应注意隔离、防止本病在幼儿园内传播。

本病多有自限性，对症、支持治疗即可。出疹期间多饮水，有口腔损害可用生理盐水漱口后用口腔溃疡涂膜剂，防止口腔皮疹继发感染。口服板蓝根冲剂对本病有一定效果。

第二章　真菌性皮肤病

真菌病是由真菌引起的感染性疾病。真菌是广泛存在于自然界的一类真核细胞生物，具有真正的细胞核和细胞器，不含叶绿素，以寄生和腐生方式吸取营养，能进行有性和无性繁殖。真菌的基本形态是单细胞个体——孢子和多细胞的丝状体-菌丝。全世界已记载的真菌约有10万种以上，只有少数真菌（200余种）与人类疾病有关。真菌喜欢温暖潮湿的环境。真菌不耐热，100℃时大部分真菌在短时间内死亡，但低温条件下可长期存活。紫外线和X线均不能杀死真菌，但甲醛、1%苯酚、2.5%碘酊和0.2%~0.5%过氧乙酸等化学消毒剂均能迅速杀灭真菌。

按照菌落形态，真菌可分为酵母菌和霉菌两大类。酵母菌的菌落呈乳酪样，由孢子和芽生孢子组成。霉菌的菌落呈毛样，由菌丝组成，故霉菌又称为丝状真菌。有一类致病真菌在自然界或25℃培养时呈菌丝形态，而在组织中寄生或在37℃培养时则呈酵母形态，此类真菌称为双相真菌。

根据真菌入侵组织深浅的不同，临床上分为浅部真菌和深部真菌。浅部真菌主要指皮肤癣菌，包括毛癣菌属、小孢子菌属和表皮癣菌属。它们共同的特点是亲角蛋白，可侵犯人和动物的皮肤、毛发、甲板，引起的感染统称为皮肤癣菌病，简称癣。深部真菌病一般按致病菌命名，如着色芽生菌病、孢子丝菌病、念珠菌病等。大多数深部真菌系条件致病菌，多侵犯免疫力低下者。随着近年来广谱抗生素、糖皮质激素、免疫抑制药、抗肿瘤药物的使用增多，器官移植、各种导管和插管技术的开展，以及艾滋病的增多，使条件致病性真菌的感染机会增多，不但深部真菌病的发病率增高，而且出现了许多新的致病菌种。故不容忽视。

真菌病的实验室检查主要是真菌直接镜检和培养，其结果具有诊断价值，某些深部真菌目前尚不能进行人工培养分离，故通过组织病理学检查，对病变组织进行特殊染色（如PAS或六胺银染色），发现组织中的真菌可做出诊断。

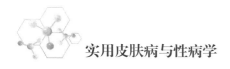

第一节　头癣

头癣是指头发和头皮的皮肤癣菌感染。根据致病真菌和临床表现的不同，分为癣病、白癣、黑点癣、脓癣四种类型。

一、病因与发病机制

癣病主要的致病菌是许兰毛癣菌，又称癣病菌。白癣主要由小孢子菌引起，常见犬小孢子菌和石膏样小孢子菌。

近年来，铁锈色小孢子菌感染已少见。黑点癣主要致病菌是紫色毛癣菌和断发毛癣菌两种。

头癣主要通过与癣病患者或患畜如猫、狗等密切接触而传染；也可通过共用污染的理发工具、帽子、头巾、枕巾等物品而间接传染。头癣主要发生于少年儿童，成年人较少见。

二、临床表现

（一）癣病

俗称"瘌痢头""秃疮"。主要见于儿童。初起为毛根部皮肤发红，之后出现脓疱，干后变成脓痂。随着皮疹扩大而黄痂相互融合，变厚，中央凹陷，有头发贯穿，周边高起如碟状，称黄癣痂。除去痂皮其下为潮红糜烂面。皮损处常散发出特殊的鼠臭味。头发干燥无光泽，变脆易折断。由于癣病菌毒素的影响及常伴发细菌感染，造成毛囊萎缩、破坏，久病者毛发脱落，形成大片永久性秃发，留有萎缩性瘢痕，故黄癣是对人类危害最严重的一种头癣。患者一般无明显自觉症状或伴轻度痒感。有些患者仅表现为炎性丘疹和脱屑而无典型癣病痂，易误诊。癣病菌亦可侵犯皮肤和甲板而并发体癣和甲癣。

（二）白癣

又名小孢子菌头癣。早期损害为灰白色鳞屑性斑和红色小丘疹，很快向四周扩大成圆形或椭圆形的边界清楚的灰白色鳞屑斑片，而后附近可出现一至数片较小的相同损害。皮损区头发离头皮2~4mm处折断，根部有灰白色套状鳞屑包绕，即菌鞘，是由于真菌孢子寄生于发干形成。患者可有程度不同的瘙痒。白癣一般无炎症反应，至青春期可自愈，这与青春期皮脂腺分泌活跃、皮脂中含的不饱和脂肪酸抑制真菌生长有关。由于白癣为发外型感染，不破坏毛囊，故不造成永久性脱发，愈后不留瘢痕。

（三）黑点癣

简称黑癣。比前两种少见，儿童及成人均可发病。损害开始为头皮上散在的点状鳞屑斑，以后逐渐扩大成灰白色鳞屑斑。由于毛根内充满真菌孢子，使毛发刚出头皮即折断，留下断发残根在毛囊内，呈黑点状，故称黑点癣。皮损炎症轻，稍痒。病程发展缓慢，可久病不愈。由于本病属发内型感染，故愈后留有点状瘢痕和局灶性脱发。

（四）脓癣

近年来有增多趋势。多由犬小孢子菌、粉末状须癣毛癣菌等亲动物性皮肤癣菌引起。这类真菌感染常引起皮肤强烈的超敏反应，故初起为成群的炎性毛囊丘疹，渐融合成炎性隆起性肿块，质地软，表面毛囊孔呈蜂窝状脓疱，可挤出脓液。皮损处毛发松动，易拔出。耳后、颈、枕部淋巴结可肿大，伴有轻度疼痛和压痛。继发细菌感染后可形成脓肿，亦可引起癣菌疹。愈后留有瘢痕，可引起永久性脱发。

三、实验室检查

（一）真菌镜检

癣病病发可见发内与长轴平行的菌丝和关节孢子。黄癣痂内充满孢子，并可见鹿角状菌丝。白癣病发可见围绕毛发排列成簇或成链状的圆形小孢子。黑点癣可见发内呈链状、稀疏或密集排列的圆形孢子。

（二）真菌培养

将病发或脓液直接接种于沙堡培养基上，25℃培养2~3周，长成菌落后鉴定菌种。

（三）滤过紫外线灯检查

癣病病发呈暗绿色荧光，白癣病发显示亮绿色荧光，黑点癣病发无荧光。

四、诊断与鉴别诊断

根据临床表现、真菌镜检和滤过紫外线灯检查，头癣的诊断一般不难。必要时可做真菌培养。本病可与脂溢性皮炎、头皮银屑病、头皮脓皮病等鉴别。

五、治疗

头癣应采取综合治疗方案。服、搽、洗、剪、消 5 条措施配合进行，以免造成治疗失败。

（一）服药

灰黄霉素口服，成人 0.6~0.8g /d，分 3 次口服。儿童 10~20mg/（kg·d），分 3 次口服，连服 2~4 周。伊曲康唑口服，成人 200mg / 天，儿童 3~5mg/（kg·d），连服 4~6 周，伊曲康唑为脂溶性药物，以进餐时服用吸收为佳。特比萘芬口服，成人 250mg /d，儿童 50~125mg /d，疗程 4~6 周。肝功能不良者以上 3 种药物慎用。

（二）搽药

5% ~10% 硫黄软膏，1% 联苯苄唑霜，特比萘芬霜，萘替芬霜等抗真菌外用制剂。搽遍头皮，2 次 / 天，连用 60d。

（三）洗头

用温水硫黄皂或 2% 酮康唑洗剂洗头，1 次 /d，连续 60d。

（四）剪发

尽可能将病发剪除，每周 1 次，连续 8 周。

（五）消毒

患者使用过的毛巾、帽子、枕巾、梳子等生活用品及理发工具要煮沸消毒，以防传染他人。

（六）脓癣

切忌切开。继发细菌感染时可加用抗生素。

六、预防

积极治疗，早发现，早治疗，做好消毒隔离工作。对患癣家畜和宠物应予处理，勿接触病畜。对托儿所、学校、理发店等加强卫生宣传和管理。

第二节　甲真菌病

由各种真菌所致甲板或甲下组织感染统称为甲真菌病。皮肤癣菌引起的甲感染特指为甲癣。

一、病因与发病机制

主要由皮肤癣菌感染引起，其次为酵母菌和非皮肤癣菌性霉菌。皮肤癣菌包括红色毛癣菌、须癣毛癣菌、絮状表皮癣菌，其中红色毛癣菌占首位，近来报道苏丹毛癣菌是甲内型感染的致病菌；酵母菌主要是念珠菌、马拉色菌其他霉菌包括柱顶孢霉、短帚霉等。同一病甲偶可感染两种或两种以上的致病真菌。

甲真菌病多由手足癣直接传播感染。受外伤的指（趾）甲易被感染，其易感可能与遗传、糖尿病、局部血液或淋巴液回流障碍、甲外伤或其他甲病因素有关。

二、临床表现

手足癣患者中约50％伴有甲真菌病，患病率随年龄增长而升高。根据真菌侵犯甲的部位和程度，临床上把甲真菌病分为5种类型。

（一）白色浅表型

致病真菌由甲板表面直接侵入甲板引起。甲板浅层有云雾状白色浑浊，点状或不规则片状，甲板表面失去光泽稍有凹凸不平或变形。

（二）远端侧位甲下型

真菌从一侧甲廓侵犯甲的远端前缘及侧缘，在甲的前缘和侧缘甲下浑浊肥厚，表面凹凸不平。多由手足癣蔓延而来。

（三）近端甲下型

近端甲板粗糙肥厚、凹凸不平。致病菌多通过甲小皮而进入甲板及甲床。

（四）甲内型

主要由苏丹毛癣菌侵入甲板内引起，我国尚未见报道。

（五）全甲营养不良型

这是各种甲真菌病发展的最后结果。整个甲板被真菌破坏，甲结构完全丧失，甲板全部或部分脱落，甲床表面残留粗糙角化堆积物。

甲真菌病患者无自觉症状。偶可继发甲沟炎，出现红肿热痛炎症表现。甲真菌病病程缓慢，若不治疗，可迁延终生，甲板增厚或破坏可影响美观及手指精细动作。

三、诊断与鉴别诊断

指（趾）甲变色、无光泽、增厚破损，真菌镜检阳性即可确诊。必要时做真菌培养。甲癣有时需与甲营养不良、银屑病、扁平苔藓、慢性湿疹所致甲病相鉴别。

四、治疗

因药物不易进入甲板，甲板生长缓慢，所以甲癣治疗较为困难，关键是坚持用药。

（一）外用药物治疗

对表浅、部分损害的甲真菌病，可外搽抗真菌药物治疗。先去除病甲，再外涂30%冰醋酸溶液、3%~5%碘酊等，2次/天，坚持3~6个月，直至新甲生成为止。亦可采用40%尿素软膏、50%碘化钾软膏封包使病甲软化剥离，再外用抗真菌药物治疗。8%环吡酮或5%阿莫罗芬甲涂剂，可在病甲表面形成药膜，利于药物穿透甲板，取得较好治疗效果。手术拔甲痛苦及损伤大，治愈率低，复发率高，目前较少采用。

（二）内用药物治疗

严重甲真菌病需内服抗真菌药物治疗。伊曲康唑用间歇冲击疗法，400mg/d，连服7d，进餐时服用，停药21d。再进行第2次冲击。指甲病变一般需冲击2~3次，趾甲病变冲击3~4次。特比萘芬250mg/d，指甲用8~12周，趾甲用12~16周为宜。氟康唑50mg/d或每周150mg，顿服，疗程3~6个月。

第三节　花斑癣

花斑癣又名花斑糠疹、汗斑，是由马拉色菌侵犯皮肤角质层所致的表浅真菌感染。

一、病因与发病机制

病原菌马拉色菌又称糠秕孢子菌或花斑糠疹菌，属嗜脂性酵母菌，是一种常见的人体腐物寄生菌。仅在某些特殊情况下由孢子相转为菌丝相引起花斑癣。其发病与高温潮湿、多脂多汗、营养不良、应用糖皮质激素及慢性疾患等因素有关，可能具有遗传易感性。

二、临床表现

本病青壮年男性多见，好发于皮脂腺丰富部位，如前胸、背部、肩部、上臂、腋窝、颈部等。皮损初起是以毛孔为中心境界清楚的点状或小片状斑疹，渐增大至指甲盖或钱币大小，呈圆形、类圆形，邻近损害可相互融合成不规则大片状，表面覆以糠秕状鳞屑，极易剥离，无炎性反应。斑的颜色可为褐色、淡褐色、淡红色、淡黄色、白色或肤色，亦可多种颜色共存。患者一般无自觉症状，少数略有瘙痒。

病程呈慢性，一般冬天消退，夏天复发。如不治疗常持续多年，基本不具传染性。

三、实验室检查

直接镜检见葡萄状簇集分布的圆形或卵圆形孢子，有出芽，菌丝短粗，两头钝圆呈腊肠形。须在含橄榄油或菜籽油的培养基上，37℃培养 3d，有奶油色酵母型菌落生成，表面光滑。Wood 灯检查皮损呈黄色荧光。

四、诊断与鉴别诊断

根据临床表现、好发部位、真菌镜检及 Wood 灯检查，本病容易诊断。有时需与玫瑰糠疹、脂溢性皮炎等鉴别。

五、治疗

（一）外用药物治疗

以局部治疗为主。主要外用药有联苯苄唑酊或霜剂、咪康唑霜、克霉唑霜、50％丙二醇溶液等。亦可外用 20％ ~40％硫代硫酸钠溶液，稍干后涂搽 4％稀盐酸，1~2 次 / 天，连续 2~4 周。外用 2％酮康唑洗剂辅以治疗，洗澡时涂抹至发泡，停留5min，清水冲去，每周 2~3 次。花斑癣治愈后最好再用药 10~15d，以防复发。

（二）内用药物治疗

对皮损面积大，单纯外用药物疗效不佳者可口服抗真菌药物治疗，伊曲康唑200mg /d，连续 7d。氟康唑 50mg /d 或每周 150mg 顿服，1~2 周。肝功能异常者慎用。

六、预防

花斑癣易复发，应勤洗澡、勤换衣服，内衣及汗衫等宜用水煮沸消毒。

第四节　念珠菌病

念珠菌病是由念珠菌属的一些致病菌种引起的从皮肤黏膜浅表感染到内脏器官深部感染的广谱感染性疾病。

一、病因与发病机制

念珠菌是人类最常见的条件致病菌。人体带菌或被菌感染后是否发病，取决于念珠菌的毒性和机体的抵抗力两方面。寄居状态下念珠菌呈孢子相，一般不致病。当条件适宜时，由孢子相转变为菌丝或假菌丝时，能分泌一些胞外蛋白酶，提高其对上皮细胞的黏附能力。白念珠菌的黏附能力很强，分泌的天冬氨酸蛋白酶不但增强其对上皮细胞的黏附，还可降解皮肤角蛋白，抑制宿主的分泌性免疫球蛋白（SIgA），促进菌体对组织的入侵和扩散。

念珠菌属中常见的致病菌种主要是白念珠菌，其次有光滑念珠菌、克柔念珠菌、热带念珠菌、乳酒念珠菌、季也蒙念珠菌、近平滑念珠菌、葡萄牙念珠菌等。

念珠菌广泛分布于自然界，健康人的皮肤黏膜及口腔、呼吸道、肠道、阴道等部位均可有念珠菌寄居。因此，感染的来源有外源性和内源性两种。

宿主抵抗力降低而导致发病的因素：

1.各种原因所造成的皮肤黏膜的屏障保护作用不健全。

2.滥用或长期使用广谱抗生素造成体内菌群失调。

3.内分泌紊乱造成机体内环境变化。

4.原发和继发的免疫功能下降。

二、临床表现

念珠菌病的临床表现多种多样，根据感染部位的不同，可归纳为皮肤黏膜念珠菌病和深部念珠菌病两大类，每一类又可进一步分为许多临床类型。

（一）皮肤念珠菌病

1.念珠菌性间擦疹　此型多见于肥胖多汗、糖尿病患者。皮疹好发于腹股沟、会阴、臀沟、腋窝、乳房下等皱褶部位。局部皮肤潮红、糜烂、界限清楚，边缘附着周边翘起的鳞屑；红斑外周常散在炎性丘疹、丘疱疹及脓疱、结痂。从事水中作业者常在指间（尤其第3、4指间）发生皮肤浸渍、变白、变软，表皮易剥脱。露出基底鲜红的浸润面，界限清楚。自觉瘙痒或疼痛。

2.念珠菌性尿布疹　主要发生于婴幼儿，以新生儿多见，可为原发或继发于尿布皮炎。在肛周、外阴、臀沟、腹股沟等尿布覆盖区发生界限清楚的红斑、脱屑、丘疹，周边有水疱及小脓疱。重者可波及小腹及腰背部，甚至播散至全身，形成泛发性皮肤念珠菌病。

3.念珠菌性甲沟炎及甲真菌病　常见于浸水工作者和糖尿病患者，以指甲发病较多，表现为甲沟红肿，有少量溢出液但不化脓，甲小皮消失。重者可累及甲床引起甲床炎，自觉痛痒。甲真菌病是念珠菌从甲沟或甲床侵入甲板深处及甲母质，使甲板增厚、混浊，出现白斑、横沟或凹凸不平，但甲表面仍光滑。甲下角质增厚、堆积或致甲剥离。

4.念珠菌性肉芽肿 又称为深在性皮肤念珠菌病，较少见。患者多为免疫力低下的婴儿或儿童，尤其是伴有细胞免疫缺陷者。亦见于长期应用糖皮质激素和免疫抑制药的成年患者。好发于头皮、面、甲沟等部位。皮疹为炎症性丘疹、水疱、脓疱、结痂和斑块，表面覆盖很厚的黄褐色黏着性痂屑，有的损害呈现皮角样角质增生，去掉角质块，基底是肉芽组织。

5.慢性皮肤黏膜念珠菌病 这是一种少见的慢性复发性念珠菌感染，多从幼年起病，常伴有内分泌及免疫功能异常，特别是细胞免疫功能低下、缺铁性贫血及维生素缺乏。好发于头皮、颜面、四肢及掌跖。皮肤损害初为丘疹、红斑、鳞屑，逐渐形成肉芽增生性斑块或疣状结节，表面覆盖很厚的污褐色痂皮，黏着不易去除，如蛎壳状，周围有暗红色炎性浸润。掌跖呈弥漫性角质增厚。黏膜损害表现为口角糜烂、口腔黏膜白斑，偶可累及咽喉、食管黏膜，影响吞咽。甲、阴部亦可受累。

（二）黏膜念珠菌病

1.口腔念珠菌病 最常见的是急性假膜性念珠菌病，又称鹅口疮，多发生于老人、婴幼儿及免疫功能低下者，尤其 AIDS 患者。新生儿发病是通过母亲产道时被感染，起病急，进展快。损害在颊黏膜、上腭、咽、牙龈、舌等黏膜部位出现凝乳状白色斑片即假膜，紧密附着于黏膜表面，不易剥除，假膜中有大量菌丝、假菌丝和芽生孢子。去除假膜，基底为潮红糜烂面。老年人尤其镶有义齿者可发生慢性增生性口腔念珠菌病，出现增生性白斑。念珠菌性口角炎，常与鹅口疮或其他类型的念珠菌病伴发，表现为口角潮红，皲裂。

2.念珠菌性外阴阴道炎 该病发病率高，75％的妇女一生中至少患 1 次 40％～45％的妇女患 2 次以上。5％左右的妇女可患复发性外阴阴道念珠菌病。主要为局部瘙痒，外阴及阴道黏膜红肿，白带增多，呈奶酪样或豆渣样，搔抓后可出现小阴唇肿胀，表皮剥蚀，阴道分泌物黏稠，味臭。并可有白色假膜，脱落后可有红斑及糜烂面。

3.念珠菌性龟头包皮炎 见于包皮过长、包茎的男性，或不洁性交者，表现为阴茎包皮、龟头轻度潮红，包皮内板及龟头冠状沟处有白色奶酪样斑片，龟头有针头大淡红色丘疹。若侵犯阴囊及阴茎，则可有鳞屑性红斑；局部可有瘙痒等自觉症状。

（三）内脏念珠菌病

根据念珠菌侵犯的脏器不同而表现为不同的临床症状。

1.消化道念珠菌病 最常见则可由口咽念珠菌病下行感染而来，常发生念珠菌性食管炎和肠炎。前者食管黏膜分布白色假膜，表浅溃疡、黏膜粗糙增厚等导致吞咽困难或疼痛；后者引起腹痛、腹泻，大便呈黄绿色水样、豆渣样、泡沫样等。

2.呼吸道念珠菌病 多为继发感染，常表现为支气管炎、肺炎，主要症状为低热、咳嗽、咳黏稠胶状痰，不易咳出，偶带血丝。重者呼吸困难、高热、胸痛、双肺可闻及湿性啰音，可发展为胸膜炎、胸腔积液及肺空洞形成。

3. 其他　免疫力低下或免疫缺陷者还可发生念珠菌性菌血症，通过血行播散，引起肾盂肾炎、膀胱炎、腹膜炎、心内膜炎，并可累及肝脾等多脏器感染而死亡。

三、诊断与鉴别诊断

因为念珠菌病的临床表现多种多样，故其诊断应根据临床特点并结合真菌学检查作出。鉴于念珠菌是人体常居菌。因此，从皮肤、黏膜、痰、粪等标本中培养阳性或镜检只见到少数孢子时，只能说明有念珠菌存在，不能诊断为念珠菌病。只有在镜下看到假菌丝、菌丝和大量芽孢，才说明该菌处于致病状态。

若从血液、密闭部位的体腔液或深部组织中培养出念珠菌可确诊为深部感染。必要时做组织病理检查，发现真菌侵入组织的证据可做出诊断。培养菌的菌种鉴定通过形态学和生化试验做出。

念珠菌性间擦疹应与湿疹、脂溢性皮炎鉴别；念珠菌性尿布疹应与尿布皮炎、红痱鉴别；念珠菌性甲沟炎应与细菌性甲沟炎鉴别；念珠菌性肉芽肿及慢性皮肤黏膜念珠菌病应与暗色真菌引起的增生性皮损鉴别；慢性增生性口腔念珠菌病应与口腔扁平苔藓及黏膜白斑鉴别；念珠菌性阴道炎应与细菌性阴道炎、滴虫性阴道炎鉴别。真菌学检查是鉴别的主要手段。

四、治疗

去除诱发因素，保持皮肤清洁干燥，积极治疗基础疾病，加强营养，补充 B 族维生素及支持疗法。

（一）外用药物治疗

主要用于皮肤黏膜浅部感染，对大多数皮肤念珠菌病可通过局部治疗达到痊愈。口腔念珠菌病可涂 1% 甲紫溶液或用制霉菌素液（10 万 U/mL）、1% ~3% 克霉唑液含漱，3 次 / 天。皮肤间擦疹和念珠菌性龟头炎可涂抗真菌霜剂或溶液，2 次 / 天。阴道念珠菌感染可根据病情选用 5% 碳酸氢钠溶液冲洗阴道，制霉菌素栓、克霉唑栓或咪康唑栓放入阴道，1 次 / 天。

（二）内用药物治疗

对于面积大、泛发性和深部皮肤念珠菌病、复发性生殖器念珠菌病、甲沟炎及甲念珠菌病者，可采用口服抗真菌药，常用药物有氟康唑、伊曲康唑、特比萘芬。治疗念珠菌性阴道炎、龟头炎目前常用的方法有氟康唑 150mg 单剂口服或 150mg / d，服 3d；伊曲康唑 400mg 单剂口服或每次 100~200mg，2 次 / 天，服 3~7d；特比萘芬 250mg /d，服 5~7d。甲念珠菌病、慢性皮肤黏膜念珠菌病需根据病情用药 2~3 个月或更长，但长期治疗应注意药物对肝功能的影响。肠道念珠菌病可首选制霉菌素口服，成人 100 万 U，婴儿 10 万 ~20 万 U，儿童 20 万 ~50 万 U，3~4 次 / 天，服 7~14d。呼吸道及其他脏器的念珠菌病可选用氟康唑 200~400mg / 天，静脉滴注，或两性霉素 B 0.5~1mg/（kg·d），静脉滴注。两性霉素 B 抗菌谱广，对念珠菌病有很好的疗效，但应注意其对肾和心的毒副作用，合并口服氟胞嘧啶 0.015~0.2g/（kg·d），有协同抗真菌作用，并可减少两性霉素 B 的用量。

第五节　着色芽生菌病

着色芽生菌病是由一组暗色真菌引起的皮肤和皮下组织的感染性疾病。本病在世界各地均有报道，但以热带和亚热带地区发病率高。我国以山东省和河南省患者较多。患者以农业、林业劳动者为主，近年来有器官移植后继发本病的报道。

一、病因与发病机制

主要由裴氏着色霉、紧密着色霉、疣状瓶霉和卡氏枝孢瓶霉引起。这些真菌生存于泥土和腐烂的植物上，当其孢子从皮肤破损处植入可引起感染。

二、临床表现

本病以中青年多见，男性多于女性。皮损好发于暴露部位，尤以足、小腿和手臂多见，亦有发生于面、耳、胸、肩、臀部者。皮损初起为真菌侵入处的单个炎性丘疹，逐渐扩大并形成暗红色结节或斑块，表面呈疣状、菜花状或覆盖污褐色痂，痂上有散在的针帽大小黑褐色小点，痂下常有脓液溢出，揭开痂后可见颗粒状或乳头状肉芽，肉芽之间常有脓栓，在斑块或结节周围呈暗红色炎性浸润带。有时中心愈合，边缘扩展形成环状或马蹄状，长期不愈者可引起肢体象皮肿。沿周围淋巴管播散，出现卫星状皮损，亦可经血行播散引起泛发性皮损。自觉轻度或无瘙痒，继发细菌感染或溃疡时有疼痛。病程进展缓慢，皮损可发展成乳头瘤样或斑块状、疣状皮肤结核样、梅毒树胶肿样、银屑病样、足菌肿或象皮肿样皮损。病变偶可侵及黏膜。甲受累常因甲周损害波及甲床而引起，表现为甲床变厚、混浊或明显嵴状隆起，甲下鳞屑堆积。

三、组织病理

表皮角化过度，棘层增厚，有时呈假性上皮细胞瘤样增生，表皮内有炎性细胞浸润和以中性粒细胞为主的小脓肿形成；真皮浅层有广泛的炎性浸润，在异物巨细胞内和小脓肿处可见厚壁孢子。

四、诊断与鉴别诊断

根据外伤部位发生慢性化脓性肉芽肿或疣状皮损，结合直接镜检查到单个或成群的棕黄色厚壁孢子可诊断，真菌培养可明确致病菌种。

本病早期应与固定型孢子丝菌病、皮肤结核、皮肤黑热病、南美及北美芽生菌病等进行鉴别，主要鉴别要点是真菌学检查和组织病理检查。

五、治疗

本病早期诊断、早期治疗者易治愈，当病程长久、病变范围较大并形成肥厚瘢痕者则治疗困难。

（一）局部治疗

小面积皮损可用直接切除、CO_2激光、电灼、电凝固、冷冻等方法，较大面积皮损切除后需植皮，但应防止术中污染而引起播散。

（二）外用药物治疗

外用含渗透剂的抗真菌药物有效，也可在病灶内注射两性霉素 B 1~3mg/mL，每周 1~2 次。

（三）内用药物治疗

两性霉素 B、氟胞嘧啶、酮康唑、氟康唑、伊曲康唑等药物对多数患者有效，但对皮损广泛且有肥厚瘢痕生成者疗效欠佳，用药时间需延长。

第三章　药物性皮炎

药物性皮炎又称药疹，是指药物经各种途径进入人体内而引起的皮肤、黏膜的炎症反应。药物进入人体内的途径最常见为口服和注射，其他有灌注、点眼、滴鼻、漱口、含化、喷雾、吸入、外用、熏药、冲洗、电离子导入等。

一、病因与发病机制

所有的药物均可引起药疹，常见的过敏药物有以下几类：

1.抗生素类，以青霉素最多见。

2.磺胺类，以长效磺胺多见。

3.解热镇痛药，以吡唑酮类、水杨酸类较常见。

4.安眠镇静药，以巴比妥类较多。

5.抗癫痫药，如鲁米那、苯妥英钠、卡马西平等。

6.抗毒素与血清，如破伤风抗毒素。

近年来，中草药及中成药引起药疹的报道越来越多，甚至有引起重型药疹，如过敏性休克死亡者，应引起重视。常见的致敏中药有板蓝根、大青叶、鱼腥草、穿心莲、丹参、紫草、六神丸、云南白药等。

药疹的发病机制极为复杂，一般分为变态反应和非变态反应两大类，其中变态反应是主要的。

（一）变态反应

大多数药物及代谢分解产物为小分子物质，属半抗原，需与体内载体蛋白共价结合后，才能形成全抗原。少数药物如破伤风抗毒素、肽类激素、胰岛素、右旋糖酐等为大分子物质，属全抗原。药物抗原作用于机体 B 淋巴细胞和 T 淋巴细胞后，产生抗体和致敏淋巴细胞而发生各型变态反应。药疹可为一种变态反应所致，亦可是 2 种或 2 种以上的变态反应类型共同作用的结果。当机体被某一药物致敏后，若再用与致敏药物化学结构相似的药物，亦可引起同样的反应，称为交叉过敏。某些患者可同时对多种化学结构完全不同的药物产生过敏，这种情况称为多元过敏。变态反应所致的药疹有如下共同特点：

1. 有一定的潜伏期，一般首次用药后 4~20d，平均 7~8d。已致敏者再次用药则可在数分钟至 24h 内发病。

2. 炎症反应与药理性质无关，与药物剂量不平行。

3. 痊愈后再用该药，可再次发病。

4. 有些病例可用致敏药物脱敏。

5. 致敏状态，可发生交叉过敏。

6. 抗过敏药物（如糖皮质激素）治疗有效。

（二）非变态反应

1. 药理作用　如烟酸引起面部潮红，抗凝药引起紫癜。某些药物如鸦片制剂、可待因、奎宁、肼苯哒嗪等为组胺释放剂，能直接作用于肥大细胞脱颗粒而引起荨麻疹。放射造影剂能直接活化补体而发生荨麻疹的反应。

2. 药物的毒性作用　长期应用碘剂、溴剂可引起积蓄毒性，而发生痤疮样皮损。砷剂积蓄可引起掌跖角化及色素沉着。

3. 药物的相互作用　如苯巴比妥能刺激肝细胞微粒体的产生，可加速抗凝药物（如双香豆素）的分解，从而降低其血药浓度。酮康唑能降低细胞色素的代谢，从而使环孢菌素的血浓度显著升高，而增加其毒性反应。

4. 机体因素

（1）肝、肾功能障碍可导致药物的分解和（或）排泄障碍。

（2）酶系统异常，如葡萄糖-6-磷酸脱氢酶缺乏症（G-6-PD）患者易发生药物性溶血，慢乙酰化患者长期应用普鲁卡因酰胺易发生红斑狼疮样反应。

（3）营养状况，营养不良或贫血者对免疫抑制剂或抗癌药耐受性差，易发生不良反应。

（三）光感作用

某些药物进入人体后，需经日光照射后才能发生药疹，其致病机制分两类：

（1）光毒性反应，服用或局部接触某些药物后，由于药物能吸收中波及长波紫外线的能量，并把能量转移到邻近的细胞，引起细胞的损伤。这种反应与药物剂量相关，多数人均可发生。

（2）光变态反应，药物经光线作用后转变为抗原性物质，引起变态反应性损害。

二、临床表现

（一）全身表现

（1）药物热，一般发生于应用抗菌药物后 7~12d，短者仅 1d，长者达数周。

（2）平滑肌痉挛，如支气管哮喘、腹痛、腹泻。

（3）嗜酸性细胞浸润，眼分泌物增多、流涕、多痰。

（4）造血反应，贫血、白细胞减少或血小板减少。

（5）肝脏反应，中毒性肝炎、胆汁淤积和酶水平升高。

（6）肾脏反应，镜下血尿和肾功能不全。

（7）炎性反应，淋巴结肿大、组织溃疡坏死或慢性肉芽肿形成。

（8）毛细血管通透性增高使组织水肿、渗出和分泌物增多，呼吸道梗阻，过敏性休克，出现各种皮疹、瘙痒。

药物性皮炎的临床多种多样。同一药物可在不同个体中引起不同类型的皮疹，同一类型的皮疹又可由不同的药物所致。药疹的潜伏期多为 7~10d，但更短或更长的潜伏期亦不少见。

（二）常见的药疹类型

1. 固定红斑型 这药疹中较常见的一种疹型，其形态也较特殊。皮损可发生于全身任何部分，但好发于皮肤黏膜交界处，如口唇、口周、龟头、包皮、肛门及指（趾）间皮肤黏膜等处。皮损为边界清楚的圆形或椭圆形红斑，呈鲜红色或紫红色，炎症重者中央可形成水疱、大疱。皮损数目常为 1 个或数个，但重者可达数十个，分布不对称。炎症消退后，局部遗留灰蓝色或褐色色素沉着，持续很长时间才消失，颇具特征性。以后再用同样的药物时，则在同一部位发生，但其他部位亦可有新疹出现。皮损局部可有麻木、灼热、刺痛、瘙痒等症状，但亦可无任何主要感觉，多无全身症状。皮损广泛者，可有低热、头痛、疲乏等症状。致病的药物常为磺胺类药、解热镇痛药、抗癫痫药。

2. 荨麻疹及血管性水肿型 其皮疹特点为大小不等的风团，与一般的荨麻疹不同的是，风团多泛发全身，数目多，色泽鲜红，持续时间较长。瘙痒剧烈，可伴有刺痛、触痛。多伴有全身症状，如发热、头痛、全身乏力等。部分病例可合并血清病样表现，如关节痛、腹痛、腹泻、淋巴结肿大等。严重病例可并发过敏性休克，引起该类药疹的药物常为青霉素类、头孢菌素类、痢特灵、抗毒素及血清制品等。

3. 麻疹样或猩红热样型 这是药疹中最常见类型。致敏的药物常为青霉素、链霉素、巴比妥类、磺胺类及解热镇痛药等。皮疹为粟粒至豆大不等的淡红色或鲜红色斑疹，或斑丘疹，密集对称分布，常泛发全身，皮损可互相融合成片状或弥漫性。

临床上似麻疹或猩红热皮疹。轻者多无症状，皮疹泛发者可有瘙痒、皮肤灼热感或发热等全身症状。该型皮疹若继续发展，可演变成多形红斑型或大疱性表皮松解型。

4. 多形红斑型　皮损初起为米粒大红斑，迅速增大至黄豆大或蚕豆大不等，呈暗红色或紫红色。中央颜色加深，有时中央有水疱形成，呈虹膜状损害。皮损多发生于四肢远端，尤其掌跖部，两侧对称，也可累及躯干部。皮疹有瘙痒、疼痛，可有低热、全身不适等症状。重症多形红斑型，皮损泛发全身，红斑上显著大疱、血疱形成，常伴有口、眼、肛门、外阴部黏膜损害，常有畏寒、高热等中毒症状，以及有肝、肾等受累表现。引起此型的常见药物有磺胺类、解热镇痛类、青霉素类药物等。

5. 剥脱性皮炎型药疹　这是药疹中的重型。潜伏期长，常在1个月以上，甚至有超过2~3个月者。初起麻疹样或猩红热样红斑，常全身发疹，多伴有畏寒、发热等全身症状。皮疹迅速发展，于1~2d融合成弥漫性，全身皮肤呈弥漫性潮红、肿胀，可有渗液。关节处常出现皲裂。1~2周左右，出现弥漫性脱屑，呈叶片状或糠秕状脱屑，脱屑反复不止。多伴有眼结膜充血，甚至糜烂。常有肝损害、黄疸表现。可因全身衰竭或继发感染而死亡。引起该型药疹的药物多为磺胺类、抗结核药、抗癫痫药、砷剂等，多为长时间用药所致。

6. 大疱性表皮松解型　发病率较低，但因病情非常严重，病死率在药疹中最高。临床特点为：

（1）发病急，病情进展快。

（2）中毒症状严重，高热，体温常在40℃左右。

（3）皮疹初起为麻疹样或多形红斑样，1~3d内增多，扩大，融合成大片状，常遍布全身。

（4）皮损处很快出现松弛性大疱，疱壁呈紫黑色，并互相交通，皮损间外观正常皮肤亦出现松解，稍擦即破（尼氏征阳性），糜烂面大量渗液。

（5）常有明显的眼、鼻、口腔、外阴黏膜损害。

（6）常有显著的内脏损害，如肝、肾功能损害。

（7）若不及时抢救，患者早期常因循环衰竭而死亡，后期多死于并发症，如肺部感染、败血症等。

7. 系统性红斑狼疮样型　药物引起系统性红斑狼疮样反应的机制尚不清楚，多发生于女性患者，常见于HLA-DRW$_4$阳性及药物代谢慢乙酰化患者，常为长期服药所致。可诱发该型药疹的药物有普鲁卡因酰胺、肼苯哒嗪、异烟肼、甲基多巴等。

本型表现主要为多关节痛、肌痛、浆膜炎、面部蝶形红斑、四肢红斑、发热、全身疲乏、淋巴结肿大等。实验室检查可有 LE 细胞、抗核抗体、抗核蛋白抗体阳性，但抗 dsDNA 抗体、抗 Sm 抗体多为阴性，补体多正常。与特发性 SLE 相比较，药物性 SLE 内脏损害较少，病情较轻，很少发生盘状损害，停药后，可自然缓解。

8. 紫癜型 皮疹为帽针头大至黄豆大不等的紫红色瘀点、瘀斑，散在或密集分布，可融合成片。严重时可有血疱形成，甚至组织坏死，溃疡形成。皮损多发生于双下肢，两侧对称，严重者可累及躯干、四肢。黏膜也可受累。引起此型的常见药物为奎宁、巴比妥类、阿司匹林、保泰松等。

9. 扁平苔藓样型 皮损类似寻常型扁平苔藓，但鳞屑较显著，停药后皮损可自然消退。引起此型的常见药物有砷剂、金剂、抗疟药（如阿的平、氯喹）、对氨基苯甲酸、奎尼丁等。

10. 湿疹型 本型常先有外用磺胺或抗生素软膏引起接触性皮炎病史，以后由于机体敏感性增高，再服同一或化学结构相似的药物，即可发生此型药疹。皮疹与一般湿疹相似，发生于躯干、四肢，对称分布。停药后皮疹消退较快。引起此型常见的药物有磺胺类、青霉素等。

11. 痤疮样型 皮疹为毛囊性丘疹、小脓疱，类似寻常痤疮，但缺乏粉刺性损害。发生于面、胸、背，也可发生于颈部、上臂或小腿。此型常因长期服用溴剂、碘剂、糖皮质激素、异烟肼等引起。

12. 光感型 皮疹可分为两类：

（1）光毒性红斑：可发生于任何人，用药后，再经日光照射 7~8h，于照晒部位发生红斑，甚至水疱形成，反应与剂量相关。停药后，皮疹很快消退，可有糠状脱屑。

（2）光变应性皮炎：只发生于少数人，用药及经日光照射后，经过一定的潜伏期，在照晒部位出现湿疹样皮炎，严重时非照晒部位也可发生皮疹。停药后，皮疹也不易消退，患者往往对光线高度敏感。引起此型的常见药物有磺胺类、冬眠灵、非那根、四环素、灰黄霉素、补骨脂素等。

13. 泛发性脓疱型或急性发疹性脓疱病 本型多为头孢类、青霉素类抗生素及卡马西平、异烟肼等所引起。特点是起病急，多形皮疹，以小脓疱为主，面、颈、皱襞部位和躯干、四肢泛发，伴高热、畏寒、白细胞增高，血沉快。病程 1~2 周。

除上述类型外，药物还可引起其他类型的皮损，如砷剂可引起掌跖角化、色素沉着及色素减退；链霉素可引起毛囊炎；锂剂、β 阻滞剂可致银屑病样皮疹；避孕药、冬眠灵引起色素沉着等。

三、诊断

诊断依据：

（1）有明确的服药史。

（2）有一定的潜伏期。

（3）起病急，皮疹多为泛发（固定红斑型例外），分布多对称。

（4）排除相类似的内科、传染科、皮肤科疾病。一般来说，药疹皮疹数目较多，分布广，炎症反应重，颜色鲜艳，瘙痒较明显。

（5）药物过敏试验，分体内和体外两大类。体内试验包括皮肤试验和口服药物激发试验。皮肤试验有斑贴试验、划破试验和皮内试验。这些试验应在皮损消退后半个月以后进行。除斑贴试验较安全外，其他试验有一定的危险性，进行时要常规准备急救措施。体外试验有放射变应原吸附试验、组胺释放试验、嗜碱性粒细胞脱颗粒试验、淋巴细胞转化试验等。

四、治疗

（一）治疗原则

（1）停用一切可疑致病药物。

（2）促进体内药物排泄。

（3）治疗临床症状。

（4）预防和治疗并发症。

（5）加强支持疗法。

（二）轻型药疹

若皮疹少，炎症反应轻，无症状者，可仅给予停药后观察，不必用药。如皮疹较多，瘙痒明显，则可给予下列方案：

（1）维生素 C 1~3g + 5％葡萄糖 50mL，静脉滴注，每天 1 次。

（2）10％葡萄糖酸钙 10mL，缓慢静脉注射，每天 1 次。

（3）抗组胺药，选 1~2 种口服，每天 3 次，或肌内注射扑尔敏、苯海拉明，每天 1~2 次。

（4）局部可外用炉甘石洗剂、单纯扑粉等。

（三）较重型药疹

如泛发性麻疹样或猩红热样型、泛发性固定红斑型、荨麻疹样型、多型红斑型等。皮疹较多，炎症较重，多有明显的症状，如瘙痒、发热等症状。宜给予中等剂量糖皮质激素，如口服泼尼松，每天 30~40mg，或等量的地塞米松、氢化可的松静脉滴注。直到体温正常，皮损消退，才逐步减量。同时，可选用上述"轻型药疹"方案。

（四）严重型药疹

如重症多形红斑型、大疱性表皮松解型、剥脱性皮炎型等，皮损广泛而炎症严重，全身中毒症状重，易出现严重并发症，病死率高，均须及时抢救。

1. 糖皮质激素 早期给予足量激素，一般激素用量为每天 1.5~2.5mg/kg，应静脉给药，最好维持 24k 激素足量，病情应在 3~5d 内控制，否则，再加大激素用量，加量要加原激素量的 1/3~1/2。足量激素，一般要维持 1~2 周，再逐渐减量。用激素时间一般要 1 个月左右，剥脱性皮炎型药疹可能需要更长时间。

2. 维持有效的循环血容量 由于皮损广泛，渗出多，易丢失大量血浆蛋白和水分，导致循环衰竭，尤其是大疱性表皮松解型药疹，循环衰竭是早期死亡的主要原因。故要及时补充血浆胶体、晶体成分，可输血浆 200~400mL，两天 1 次，连用 4~5 次。补液量成人一般要每天 3000~4000mL，并应根据渗液量、进食量、尿量等调整补液量。

3. 注意酸、碱、水、电解质平衡。

4. 保护眼睛 重型药疹常有眼损害，多表现为结膜炎、角膜炎，若处理不当，极易并发角膜溃疡，内眼损害而导致失明。故应高度重视眼睛的处理。分泌物多者应用生理盐水洗眼，每天 1~2 次，然后点滴眼水（如的确当眼水），每天数次，临睡前涂眼膏（如红霉素眼膏），并用无菌纱布遮盖。1 周后要经常钝性分离结膜，防止结膜粘连。

5. 慎重选用抗生素 由于重型药疹患者，常处于高敏状态，容易发生多元过敏或交叉过敏，故选择抗生素应极为慎用。重型药疹亦不必常规用抗生素以预防感染。若患者治疗及时，激素足量，加强支持疗法，病情可迅速好转，常常不需用抗生素。若有感染存在，需用抗生素，应选择与致敏药物结构不同的抗生素，或选择发生过敏反应少的抗生素，如红霉素、林可霉素（洁霉素）、磷霉素、第三代头孢菌素等，还应结合细菌药物敏感试验结果来筛选抗生素。

6. 局部治疗

1）重症多形红斑药疹，无糜烂者，可用大量单纯扑粉，或含 5% 硼酸扑粉撒于皮疹上及床单上。有大疱者，可抽吸疱液。糜烂渗液，可予湿敷。

2）剥脱性皮炎型药疹，可外涂含油较多的乳剂或乳膏，以润滑、保护皮肤、减轻瘙痒。

3）大疱性表皮松解型药疹，患者最好安置于烧伤病房。给予抽吸疱液，保留疱壁，有脓疱形成时，要清除脓液，要清除糜烂创面上的坏死表皮及黏附物。创面尽量采用干燥暴露疗法，但受压部位可给予油性多的凡士林油纱保护，依分泌物情况，每天或隔天更换油纱。

7. 加强支持疗法　应鼓励患者进食，给予高蛋白饮食。可少量多次输鲜血或血浆或白蛋白。

8. 血浆置换疗法　能快速清除血液循环中的药物抗原、抗体和免疫复合物，迅速改善病情，同时可减少激素用量。但因技术要求高，费用昂贵而受限制。

9. 加强护理　室内空气要定期消毒，要定期更换无菌的衣服、床单、被褥。有口腔损害者，要给予口腔护理，可用2％碳酸氢钠溶液或3％硼酸溶液漱口。有外阴黏膜损害时，要剪掉阴毛，清洗创面后，给予0.1％雷夫诺尔溶液湿敷，或外涂3％硼酸软膏等。

五、预防

药疹的预防应采取综合性措施，从制药至临床用药，每一环节都应严格把关，审慎从事。作为临床用药，尤其要注意以下几方面：

（1）用药前应询问患者有否过敏体质或药物过敏史。

（2）用药要有针对性，做到有的放矢，不要采用多种药物围攻性治疗。

（3）不要滥用抗生素。

（4）用药种类不宜过多，能用单方解决问题，就不宜用多种药物联合疗法。

（5）药物用量不宜过大，时间不应过长，要定期检查有关指标。如用氨苯砜，要定期检查血常规、肝功能。

（6）用药期间要注意药疹的先兆症状，如皮肤瘙痒、发热、全身不适、初发皮疹等。有药疹征兆者，要及时停药观察。

（7）对于过敏患者，不要使用与致敏药物结构相似的药物，以防交叉过敏。

（8）要让患者明确致敏药物，或建立过敏卡，以免患者今后再用同样药物而发生危险。

（9）使用青霉素类、链霉素、抗血清等药，要常规做皮肤试验，皮试时要常规备好急救措施。

第四章　色素性皮肤病

正常皮肤的颜色主要由两个因素决定：其一为皮肤内色素的含量，即皮肤黑色素、胡萝卜素，以及皮肤血液中氧化及还原血红蛋白的含量；其二为皮肤解剖学的差异，主要是皮肤的厚度，特别是角质层及颗粒层的厚度。黑色素是决定皮肤颜色的主要因素，位于表皮和真皮交界处的黑色素细胞胞浆内有一种特殊的细胞器——黑色素小体。黑色素是酪氨酸在黑色素小体内通过酪氨酸酶转化而来的。它是产生皮肤棕色的主要成分，成熟的黑色素通过树突传输到周围的角质形成细胞。

黑色素代谢包括黑色素的生成、转化与降解三个过程。每个黑色素细胞及其周围 20~36 个接受黑色素的角质形成细胞构成一个结构和功能单位，称为表皮黑色素单位。表皮黑色素单位是一个动态单位，它对内源性和外源性的刺激高度敏感。

人类皮肤的颜色与黑色素的合成及其在表皮内的沉着有关。它主要受遗传、内分泌和阳光照射三个因素影响，三者单独或协同发挥作用。遗传基因决定固有肤色，是决定种族肤色的主要因素。垂体促黑色素细胞激素（MSH）能与黑色素细胞和某些痣细胞表面的膜受体相结合，随之启动一系列细胞内酶催化反应生成黑色素小体。紫外线（UV）对黑色素系统的光生物学影响包括即刻色素沉着和迟发色素沉着。UVA（320~400nm）或可见光照射后出现即刻色素沉着，它是由存在于黑色素细胞和角质形成细胞内的黑色素小体进一步黑色素化所形成的，在照射后 1~2h 达高峰，3~4h 后逐渐消退。迟发色素沉着是由 UVB（290~320nm）中波紫外线引起的，晒黑开始于 48~72h，它是由酪氨酸酶活性增强、黑色素形成增加所致。色素减退过程与色素沉着过程相反，主要是由于黑色素细胞的活性降低或黑色素受损，导致黑色素的产生减少或阙如。

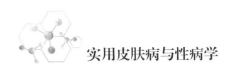

第一节　白癜风

白癜风是一种后天性色素脱失性皮肤黏膜疾病。一般肤色深的人群发病率比肤色浅的人群高，黄种人介于白种人和黑种人之间。我国人群发病率为 0.1%~2%。

一、病因及发病机制

本病确切的发病机制还不十分清楚，有以下几种学说。

（一）自身免疫学说

本病可伴发许多自身免疫性疾病，自身抗体（如抗甲状腺、抗核、抗胃壁细胞、抗平滑肌和抗线粒体抗体）阳性率高于一般人群。主要证据有：

（1）50%~80% 的患者血清中存在抗黑色素细胞自身抗体，特别是活动期及有家族史的患者抗体阳性率较高，其滴度与病变程度成正比。

（2）白癜风患者或亲属常伴发其他自身免疫性疾病，如甲状腺疾病、糖尿病、恶性贫血、慢性肾上腺皮质功能减退等，部分患者血清中检测到抗甲状腺球蛋白、抗胃壁、细胞、抗平滑肌及抗肾上腺组织的器官特异性抗体，同时自身免疫性疾病患者中白癜风发生率较一般人群高 10~15 倍。

（3）患者皮损组织病理学改变显示，活动期白斑边缘有淋巴细胞为主的单一核细胞聚集，$CD3^+$、$CD4^+$、$CD8^+$ 细胞明显增加，该处黑色素细胞及黑色素阙如，提示 T 淋巴细胞在发病中可能起重要作用。

（4）将正常人皮肤移植到裸鼠，注射白癜风患者血清 IgG 可使移植的皮肤出现白斑。

（5）部分患者内服和外用糖皮质激素有效。

（二）黑色素细胞自身破坏学说

黑色素细胞功能亢进时，黑色素合成的中间产物或酚基团积聚过多，破坏黑色素细胞。文献报道，外界物质如酚类和儿茶酚类化合物，对正常黑色素细胞有损伤作用，亦能破坏黑色素细胞。由于职业等原因，接触这类物质者也可能发病。

（三）神经化学因子学说

神经因素可以通过免疫系统影响黑色素细胞，精神创伤或生活压力等紧张因素可以诱发和加重白癜风。皮损在精神紧张时发生或扩大，白癜风损害常呈节段性分布。早期皮损中 Merkel 细胞消失，皮损及其邻近正常神经肽增多。

（四）遗传学说

白癜风的发病与遗传有一定关系，25%~30% 有家族聚集现象。有学者认为白癜风属于多基因疾病范畴，在遗传和环境因素共同作用下发病。目前已确认白癜风易感基因位点有 AISI-4、VAMAS1、VAMAS6、HLA、TYR、C1QTNF6、RERE、LPP、UBASH3A、GZMB、PTPN22、IL2RA、FOXP1、PTPN22、IFIH1、CD80、CLNK、BACH2、SLA、CASP7、KZF4、SH2B3、TOB2 等。对 HLA（人类白细胞抗体）的研究发现，HLA 相关性的差异与种族、临床类型和临床特点有关。C4B 基因与 HLA 的关系可能是本病的危险因素。

全基因组关联研究（GWAS）是目前人类寻找常见疾病和复杂疾病易感基因最有效的方法之一。近年来，欧美发达国家利用 GWAS 已经发现近百种复杂疾病的几百种易感基因。

（五）氧化应激学说

随着对白癜风发病机制研究的深入，发现患者自由基的防御系统中某些酶活动降低，表皮内过氧化物积聚，造成氧化应激，干扰生物嘌呤循环，直接或间接损伤黑色素细胞而白变。

（六）黑色素细胞凋亡学说

组织病理学观察发现，白癜风患者皮损处黑色素细胞消失或减少，而其周围的基底细胞没有被破坏，这与凋亡精细调控的特点相符。大量的临床及实验研究发现，黑色素细胞凋亡在白癜风的发病中扮演着相当重要的角色。Wang 等用 Smyth 鸡研究凋亡机制在黑色素细胞破坏中的作用，用荧光素末端脱氧核苷酸转移酶介导的人脱氧尿酸磷酸（dUTP）缺口末端标记（TUNEL）检测原位细胞的凋亡，发现白癜风 Smyth 鸡的 TUNEL+ 细胞数明显高于对照组。细胞凋亡程度也随黑色素脱失的严重性而变化，活动期的色素脱失最高，提示凋亡与黑色素细胞的黑色素脱失有关。除 TUNEL 染色外，用细胞毒性 T 细胞（CD8+）或主要组织相容性复合物-Ⅱ（MHC-Ⅱ）类分子双染来探讨 CD8+ 的浸润淋巴细胞与凋亡细胞数的关系，提示白癜风 Smyth 鸡的细胞凋亡是黑色素细胞死亡的病理机制，是由 CD8+ 细胞毒性 T 细胞诱导的。因此，如何防止黑色素细胞的过度凋亡及促进黑色素细胞的再生在白癜风的治疗中有着重要的意义。

（七）微量元素相对缺乏学说

有文献报道提示，白癜风患者血液及皮肤中铜或铜蓝蛋白值低于正常对照组，其结果导致酪氨酸酶活性降低，从而影响黑色素代谢。

综上所述，白癜风的发生可能是具有遗传素质的个体在各种内外因素的激发下，诱导了免疫功能异常，神经、精神及内分泌代谢异常等，从而导致酪氨酸酶系统受到抑制或黑色素细胞受到破坏，最终出现皮肤色素脱失。

二、临床表现

任何年龄均可发病，无明显性别差异。全身任何部位皮肤均可发生，以青壮年多见，但好发于暴露及摩擦部位，如颜面部、颈部、手背、腕部、前臂及腰骶部等。口唇、阴唇、龟头、包皮内侧黏膜亦可累及。初期多为指甲盖至钱币大小的色素减退斑，有时以点状色素减退斑起病，境界多明显。后发展为瓷白色斑片，大小不一，斑片上无皮屑。患者无明显自觉症状。单发或多发，偶可见全身泛发。皮损处无萎缩及脱屑等变化。

临床分型：根据中国中西医结合学会皮肤性病专业委员会色素病学组白癜风临床分型标准二期。

（一）二型

1. 寻常型

（1）局限性：单发或多片白斑，局限于某一部位。

（2）散在性：散在、多发白斑，常呈对称分布。

（3）泛发性：多由散在性发展而来，白斑多互相融合成不规则大片，有时仅残留小片岛屿状正常肤色。

（4）肢端性：白斑初发于人体的肢端，而且主要分布在这些部位。

2. 节段型 白斑为一片或数片，沿某一皮神经节段支配的皮肤区域走向分布，一般为单侧。

（二）二类

1. 完全性 白斑为纯白色或瓷白色，白斑中没有色素再生现象，白斑组织内黑色素细胞消失或功能完全丧失，对二羟苯丙氨酸（DOPA）反应阴性。

2. 不完全性 白斑脱色不完全，白斑中可见色素点，白斑组织内黑色素细胞数目减少或功能损伤，对二羟苯丙氨酸反应阳性。

（三）二期

1. 进展期 白斑增多，原有白斑逐渐向正常皮肤移行、扩大，境界模糊不清，易发同形反应。

2. 稳定期　白斑停止发展，境界清楚，白斑边缘色素加深，没有新的白斑出现。

三、组织病理

活动期皮损内黑色素细胞密度降低，周围黑色素细胞异常增大，后期脱色皮损内无黑色素细胞。多巴染色阴性，真皮浅层可有淋巴细胞浸润。

四、诊断及鉴别诊断

本病诊断不难，根据临床表现一般即可诊断，但需要和下列疾病鉴别。

（一）花斑糠疹

这是一种皮肤浅表角质层的慢性真菌病。炎热夏季发病或病情加重，冬季好转。皮损好发于皮脂腺丰富的部位。皮损大小不一，多表现为圆形或不规则形的斑疹，多呈淡白斑，间有色素沉着，表面覆有薄薄的糠状鳞屑，皮损中易找到真菌。

（二）黏膜白斑

多见于口腔和外阴部，常呈网状、条纹状或片状，为白色角化性损害，可有瘙痒。

（三）无色素痣

出生时或生后不久就有局部区域浅色斑，多数沿神经节分布，边界不清，周围无色素带沉着，常单发，往往持续终身。

（四）单纯糠疹

常见于儿童，多春季发病，为面部局限性色素减退斑，表面常有细碎鳞屑，皮损边缘境界不清，可自行消退。

（五）贫血痣

先天性色素减退斑，一般单侧分布。由于病变局部毛细血管稀少，摩擦或加热后白斑周围皮肤充血，而白斑本身不发红，可与白癜风相鉴别。

（六）老年性白斑

本病发生于中年以上，主要见于胸、背、四肢，为豆大圆形白斑，稍凹陷，散在分布，不融合。

（七）炎症后色素减退

有原发疾病史，如湿疹、皮炎、银屑病，色素减退局限在原发疾病皮损部位，一般为暂时性，可逐渐自行恢复。

五、治疗

本病治疗比较困难，虽然治疗方法及药物种类较多，但大多数疗效不太令人满意。一般皮损小、发生在曝光部位、病期短者治疗效果较好。本病早期应积极治疗，通常采用综合疗法且疗程至少 3 个月。

（一）光化学疗法

补骨脂素是光敏物质，内服或外用后经长波紫外线（UVA）或日光照射可增加黑色素细胞密度及酪氨酸酶活性，使黑色素合成与运转增加，常用 8-甲氧沙林（8-MOP）或三甲基补骨脂素（TMP）。其用法如下：

1. 内服法 全身泛发者可内服药物后用长波紫外线照射（PUVA）。每次口服 8-MOP 0.3~0.6mg/kg 或 TMP 0.6~0.9mg/kg，服药 1.5~2h 后用 UVA 照射，每周 2~3 次，照射强度以发生红斑为宜，连续治疗 3 个月以上。

2. 外用法 皮损局限者可外用 0.1%~0.5% 8-MOP，30min 后照射 UVA 或日光，需治疗数月。治疗期间应注意补骨脂素可能产生的不良反应，需进行眼及男性生殖器的防护。

本疗法的疗效因人而异。一般儿童、病程短、颈部皮损效果较好，手、足背皮损效果较差，有效率为 50%~80%。口服补骨脂素的不良反应有胃肠道反应、白细胞减少、贫血及肝功能损害，故在治疗期间应定期检查血、尿常规及肝功能。对有糖尿病、肝功能异常、皮肤癌、白内障的患者，妊娠和哺乳期妇女以及有光敏感者禁用，12 岁以下儿童慎用。在服药照射 24~48h 期间，患者应尽量避光，外出时要使用避光剂，特别要注意对眼睛的防护。照射时及照射后 24h 内应戴防护镜。本法对无毛部位如指、趾及腕部，尤其对节段型白癜风疗效差。

（二）药物治疗

1. 内服药 糖皮质激素对泛发性进展期损害，尤其对应激状态下皮损迅速发展及伴有自身免疫性疾病者，有较好疗效。可口服泼尼松 5mg，每天 3 次或者每天 4 次，见效后逐渐减量至停药。

2. 外用药

（1）对局部早期皮损可局部外用糖皮质激素。

（2）外用免疫调节剂：对于不适宜使用皮质类固醇的部位，或为防止长期使用皮质类固醇产生的不良反应，可外用免疫调节剂。有文献报道，外用 0.1% 他克莫司软膏或吡美莫司软膏具有一定疗效，并可防止因长期使用皮质类固醇激素软膏引起的皮肤萎缩及色素沉着等不良反应。

（3）氮芥乙醇：盐酸氮芥 50mg、异丙嗪 50mg、甘油 5mL 溶于 95% 乙醇 100mL 中，每天 2 次外用，需新鲜配制，冰箱内存放。本制剂有一定刺激性和致敏性，外用时仅限于白斑区，勿外涂正常皮肤。

（三）光疗法

新近发展的窄波紫外线（308~311nm NB-UVB）治疗局限性或泛发性白癜风，能达到与补骨脂素（PUVA）相似的疗效，且不良反应会更小。UVB 的作用机制是对机体有免疫调节作用，与抑制局部 T 淋巴细胞及刺激黑色素生成有关，半年至 1 年的 UVB 治疗可使部分泛发性白癜风患者色素恢复 60%~70%。起始剂量需小于最小红斑剂量（MED），之后每次增加 10%~15%，每周 3 次。一般需治疗 20~40 次以上才会出现较好疗效。治疗过程中可能会有轻度的红斑及瘙痒，治疗过程中需对眼及男性生殖器加以防护。准分子激光使用的 308nm 波长和 NB-UVB 使用的波长大致相近，对局限型白癜风皮损需每周治疗 2 次，平均 25~50 次，有较好的疗效。

（四）外科疗法

自体表皮移植术适用于局限型、节段型的静止期患者。方法为用负压吸引法在供皮区和受皮区吸引形成水疱（表皮下水疱），再将供皮区疱壁移至受皮区并加以包扎，以达到色素恢复的目的。该疗法缺点为费用较大，有一定的风险，有些患者再生皮肤颜色不大均匀。其方法有钻孔移植、负压吸疱法、自体表皮培养移植及自体黑色素细胞移植等。

（五）美容疗法

如遮盖疗法，是指用含染料的化妆品涂抹白斑处，使白斑颜色接近周围正常皮肤色泽的一种疗法。疗效短暂，多因社交需要而使用，可给患者带来自信。

（六）脱色素疗法

又称逆向疗法。使用脱色剂外涂久治不愈的白斑边缘着色过深的皮肤，使之颜色变淡，接近于正常皮肤色泽，即减轻色差，达到美化的目的。常用的脱色剂有 3%~20% 氢醌单苯醚霜中、3%~10% 过氧化氢液等。

第二节 黄褐斑

黄褐斑是一种常见的获得性、对称性褐色色素沉着斑。色素沉着过程较慢，好发于具有遗传易感性的中青年女性面部。

一、病因及发病机制

病因尚不清楚，女性多见，可能与遗传及内分泌功能失调有关。

（一）生理性

反应开始于妊娠中期，分娩后逐渐消退。可能因黄体酮和雌激素增多所致。

（二）症状性

可见于月经不调、痛经、慢性盆腔炎、慢性肝功能不全、慢性肾上腺皮质功能不全、慢性酒精中毒、结核病、癌瘤等患者。

（三）药物因素

口服避孕药（约有 20% 服药者发生），长期服用氯丙嗪、苯妥英钠。

（四）其他因素

日光、热刺激、化妆品、外用药物等。

二、临床表现

典型的皮损多对称分布于颧骨的突出部、前额、眉弓、眼周、鼻翼和上唇等部位。多见于青春期女性，可呈"蝶形"分布，色斑边缘清楚或呈弥漫性，无鳞屑附着，眼周及下颌很少受累，颜色多数比较均匀，有时也可见不均匀的斑点状。皮损仅表现为颜色的改变，一般无自觉症状。色斑深浅与日晒、季节及内分泌等因素有关，春夏季加重，秋冬季减轻。有时还与患者的精神状态有关，熬夜、疲劳等可以加重色素沉着。临床上根据颜色的深浅可分为呈淡褐色斑的表皮型和呈深褐色或蓝色斑的真皮型。病程不定，可持续数月或数年。

三、组织病理

（一）表皮型

以表皮基底层为主的黑色素增加，但黑色素细胞的数量并不增加。

（二）真皮型

真皮浅层有少许噬黑色素细胞，有时在血管和毛囊周围可见少许淋巴细胞。

四、诊断及鉴别诊断

根据皮损为褐色斑片、好发部位、无自觉症状及多见于中青年女性等特点，易于诊断。本病需与色素性化妆品炎、颧部褐青色痣、黑变病、炎症后色素沉着及光化性扁平苔藓等面部色素性皮肤病进行鉴别。色素性化妆品皮炎与用化妆品相关。黑变病的皮损为青灰色，可呈网状，耳前、颞部、额部好发，颈部、躯干部也可有类似改变，病理检查有基底层液化，色素失禁、真皮部较多嗜黑色素细胞。炎症后色素沉着如皮肤型红斑狼疮、光敏感性反应、严重的特应性皮炎等，有明显的炎症过程，而黄褐斑无明显的炎症过程。

五、治疗

首先应寻找病因，并做相应处理。避免日光照射，在春夏季节外出时应在面部外用避光剂如 5% 二氧化钛霜。在治疗前要确定疾病的分型，因为外用脱色剂对真皮型常无效。

（一）一般治疗

减少日晒、涂防光剂及避免各种诱发因素，不宜服避孕药。对于症状性患者，应积极治疗原发病；有药物诱发者，应停用该药。

（二）全身治疗

可口服维生素 C、维生素 E 等。严重者可用大剂量维生素 C 静脉滴注。

（三）局部治疗

外用氢化可的松丁酸酯，外用脱色剂如 3%~10% 过氧化氢溶液、1% 曲酸霜、20% 壬二酸霜、3%~5% 熊果苷、3% 氢醌霜或复方氢醌霜（0.1% 地塞米松、0.1% 维 A 酸、5% 氢醌），每晚涂擦。超氧化物歧化酶霜（SOD）通过抑制和清除氧自由基来减少黑色素合成。0.025%~0.1% 维 A 酸霜亦有良效。浅肤色者可用化学剥脱剂。目前临床常用的是三氯乙酸及 α 羟基酸。倒模治疗能改善面部皮肤的血液循环，使药物更有效地透入皮肤，促进药物吸收，加速色斑的消退。

（四）激光治疗

不同类型的激光对黄褐斑疗效不一。先后进行脉冲二氧化碳激光和 Q 开关翠绿宝石激光治疗对某些患者有一定疗效，但易复发，应注意避光。

（五）中医中药

治疗原则为疏肝理气、滋阴补肾、化瘀消斑。可用逍遥丸、六味地黄丸或桃红四物汤加减，每天服 1 次。

第三节　雀斑

雀斑是一种常见于中青年女性日晒部位皮肤上的黄褐色色素斑点。家族聚集现象严重的雀斑可能与常染色体显性遗传有关。

一、病因及发病机制

本病主要与遗传因素和紫外线照射有关，为常染色体显性遗传。多数专家认为，在阳光中紫外线的激发下黑色素细胞发生了自限性突变，使得表皮中基底层黑色素体较快变成氧化型，从而使皮疹数目增加，颜色加深，体积变大，进而形成雀斑。

二、临床表现

多见于女性，常在3~5岁发病，损害随年龄增长而增多，颜色加深，青春期最明显。

典型皮损为淡褐色至淡黑色斑点，针头至米粒大小，圆形或卵圆形，孤立而不融合，疏密不定，对称分布，数目多少不一。损害好发于面部，特别是鼻梁及眶下。可累及颈部和手背，偶见于胸、背和四肢。雀斑与季节有较明显关系。春夏季加重，冬秋季减轻。紫外线照射后皮疹可变大，颜色加深，数目增多。一般无自觉症状。

三、组织病理

表皮基底层黑色素细胞数目正常，胞体较大、多，在基底层细胞内黑色素颗粒数量明显增多。

四、诊断及鉴别诊断

根据皮损在暴露部位、疏散分布的褐色斑点和有家族史容易诊断。主要需与以下疾病相鉴别：

（一）雀斑样痣

多发生于儿童，皮损好发于面颈部，数目较少，颜色较深，颜色变化与季节无关。组织病理见表皮突延伸，常成棒槌状，并有黑色素增加，表皮基底层黑色素细胞增加，但不成巢。

（二）着色性干皮病

属于常染色体隐性遗传，除了有雀斑样损害以外，常伴有光敏感、皮肤干燥、毛细血管扩张、小血管瘤及角化性损害。暴露部位容易发生癌变。

五、治疗

1.应避免日晒，外出时搽遮光剂，常用5%二氧化钛霜。

2.外用药物局部腐蚀、化学剥脱疗法，如3%过氧化氢溶液、氢醌霜外用可以获得短期疗效。

3.内服药物可口服维生素C。

4.有文献报道，Q开关红宝石激光、染料脉冲激光（波长510nm）有一定疗效，但不能防止复发。

第四节　黑变病

黑变病是一种多发生在面部的灰褐色色素沉着病。

一、病因及发病机制

病因复杂，发病机制尚不十分清楚。多数患者有光敏性物质接触史（如某些工业流程中的煤焦油及其衍生物、某些化妆品中的矿物油及烃类化合物等），日光照射后可在暴露部位发生黑变病；某些患者可能与维生素缺乏、营养不良，以及性腺、垂体、肾上腺皮质等内分泌功能紊乱有关。口服避孕药、氯丙嗪等药物亦可诱发该病。

二、临床表现

多见于中年女性。皮损主要发生在面部，尤以前额、颞部和颧部明显，其次为颈部和前臂，对称分布。少数可累及腋窝、脐部和腹股沟等皱褶部位。皮损为淡灰褐色至深灰褐色或铜红色斑片，有些斑片呈细密的网眼状，边缘不清，外周常见毛孔性点状色素沉着，有时伴有轻度毛细血管扩张、毛孔角化和糠状鳞屑。部分病例先有皮肤发红，红斑消退后渐变为灰褐色斑片。自觉症状不明显，病程呈慢性。

典型病程可分三期：

（一）炎症期

皮肤潮红，局部出现充血性红斑，微肿，瘙痒，灼热。

（二）色素沉着期

红斑消退，色素沉着，初为网点状，后融合成斑，覆有粉状鳞屑，可伴毛细血管扩张、毛囊角化过度。

（三）萎缩期

出现与色素沉着部位一致的皮肤轻度凹陷萎缩。

三、组织病理

表皮基底细胞液化变性，真皮浅层血管周围有淋巴细胞、组织细胞及嗜黑色素细胞浸润，嗜黑色素细胞增多。

四、诊断与鉴别诊断

本病好发于面部和颈部等处，皮损边缘模糊，伴有毛孔性点状色素沉着等特性，一般可以诊断。应与下列疾病相鉴别：

（一）Addison 病

皮损为比较均匀的褐黑色斑片，在皮肤与黏膜交界部位及指关节背面特别明显。口腔黏膜常累及。有肾上腺皮质功能降低的症状。

（二）炎症后色素沉着

色素沉着出现以前多有原发病史，皮损比较局限，多数为大小不等的片状色素斑。

五、治疗

光斑贴试验有助于确定致敏物，部分患者脱离接触后病情可明显好转，应仔细寻找病因，询问各种有可能的诱发因素并去除。尽量避免曝晒，避免接触煤焦油和外用某些化妆品类等光敏物质。对于怀疑与职业有关者，应加强劳动防护。药物治疗效果不太理想，而且需要坚持较长时间者，可用以下方法：炎症期皮损处可外用糖皮质激素，必要时还可短期口服少量激素控制炎症期病变；色素沉着期可静脉注射大剂量维生素 C 或硫代硫酸钠，或口服复合维生素 B 或六味地黄丸、归脾丸或人参健脾丸；皮损处可外用 3% 氢醌霜、壬二酸霜或 SOD 霜等。

第五章　瘙痒性皮肤病

第一节　神经性皮炎

神经性皮炎又名慢性单纯性苔藓，是一种以阵发性剧痒及皮肤苔藓样变为特征的慢性炎症性皮肤病。

一、病因

具体原因尚不完全明确。一般认为是大脑皮层兴奋和抑制功能失调所致。可能与个体素质、精神紧张、自主神经功能紊乱有关。患者常有失眠、头晕、疲劳、紧张、焦虑、烦躁、易怒等。另外，部分患者因内分泌紊乱、胃肠功能障碍、日晒、出汗、衣领摩擦、饮酒及进食辛辣刺激性食物而诱发或使病情加重。

二、临床表现

临床分为局限性和播散性两型。

（一）局限性神经性皮炎

多见于中青年，好发于易受摩擦的部位，如颈后、眼睑、肘关节伸侧、腰骶部，也可见于腕、踝、外阴等处。初发时，局部皮肤感觉阵发性剧痒，无皮疹发生。反复搔抓、摩擦后出现成群针头至粟粒大扁平丘疹，三角形或多角形，逐渐融合成片，皮沟加深，皮嵴隆起呈苔藓样变。正常肤色或淡红褐色，表面光滑或有少量鳞屑，边缘清楚。常伴有抓痕、血痂及色素沉着。病程呈慢性，时轻时重，愈后易复发。

（二）播散性神经性皮炎

多见于中老年人，皮损形态特征与局限性相同。本病多先自颈部开始，苔藓化斑片播散全身。常因剧痒搔抓或机械性刺激而出现抓痕、血痂，或继发感染等，影响睡眠和工作。

三、诊断与鉴别诊断

根据阵发性剧痒、苔藓样变皮损、好发部位等易于诊断。本病应与下列疾病鉴别。

（一）成人期特应性皮炎

患者常有遗传过敏性家族史及婴儿湿疹病史，皮损具有年龄阶段性特征，血清IgE 及嗜酸性粒细胞增高。

（二）原发性皮肤淀粉样变

皮损好发于小腿伸侧，对称分布，粟粒至绿豆大小，坚实，棕褐色半球状丘疹，密集成片而不融合。组织病理有特异性变化，刚果红试验阳性。

（三）慢性湿疹

常有急性湿疹、亚急性湿疹演变过程，苔藓样变不如神经性皮炎显著，但浸润肥厚更加突出，常可见多形性损害。

（四）瘙痒症

仅有剧烈瘙痒，无原发损害，病程长者可发生苔藓样变。

四、治疗

（一）一般治疗

做好卫生宣传教育工作，让患者了解本病发生的有关因素，避免过度劳累和精神紧张。阻断瘙痒-搔抓-瘙痒的恶性循环。消除环境中任何可能加重搔抓和摩擦动作的刺激因素。禁食酒类、咖啡、浓茶及辛辣刺激性食物，避免搔抓、摩擦、肥皂、热水烫洗。

（二）全身治疗

瘙痒剧烈者可给予抗组胺药及镇静剂：如赛庚啶 2~4 毫克 / 次，3 次 / 天，或桂利嗪 2 毫克 / 次，3 次 / 天，或多塞平 25 毫克 / 次，2 次 / 天，待瘙痒减轻后则可选用氯雷他定 10mg，1 次 / 天，或西替利嗪 10mg，1 次 / 天，或咪唑斯汀 10mg，1 次 / 天，维持一段时间。亦可选用地西泮 2.5~5mg 或艾司唑仑 1mg，睡前服用。播散性患者可口服雷公藤总苷或进行普鲁卡因静脉封闭疗法。

（三）局部治疗

外用糖皮质激素类乳膏、软膏、酊剂、硬膏。眼周的神经性皮炎外用糖皮质激素要谨慎，用药时间不宜太长，以免引起不良反应。对一般治疗无效，位于肘、膝、骶等处的顽固性、局限性皮损可行糖皮质激素局部封闭疗法。还可选用各种焦油类制剂和止痒剂，如 10% 黑豆馏油软膏、5%~10% 糠馏油软膏、5% 松馏油软膏等。止痒剂常用 5% 苯唑卡因膏、1% 达克罗宁软膏等外用。

（四）物理疗法

可酌情选用紫外线治疗、磁疗、药浴、矿泉浴等。

第二节 瘙痒症

瘙痒症是指仅有瘙痒症状而无原发性皮肤损害的皮肤病。

一、病因

病因比较复杂，一般分为全身性瘙痒和局限性瘙痒。全身性瘙痒症常与神经精神因素有关（如紧张、焦虑、恐惧、激动、忧郁和失眠等），还与某些全身性疾病（如糖尿病、胆汁性肝硬化、尿毒症、内脏恶性肿瘤、中枢神经系统肿瘤、结缔组织病）、妊娠、性传播疾病、药物反应、食物过敏、内分泌失调、性激素水平下降、气候改变（如湿度、温度）和化学性刺激（如肥皂、清洁剂等）有关。另外，贴身内衣、居住和工作环境等均可引起全身性瘙痒症。局限性瘙痒症病因有时与全身性瘙痒症相同。此外，常因局部患有痔疮、肛裂、蛲虫病、阴道念珠菌病、阴道滴虫病或接触卫生垫等引起瘙痒。

二、临床表现

（一）全身性皮肤瘙痒症

一般无原发疹，瘙痒为本病特征性表现。多为阵发性剧痒，且痒无定处，常在睡前、情绪变化、进食辛辣刺激性食物及气候变化后发生。重者常瘙痒难忍，影响睡眠和工作。因不停搔抓，直至抓破皮肤，发生疼痛时瘙痒方可缓解或减轻。皮肤也常因搔抓出现继发损害，如抓痕、血痂、苔藓样变、湿疹样变、继发感染等。

（二）局限性皮肤瘙痒症

瘙痒发生于身体某一部位。常见于肛门、阴囊、外阴，也可见于头皮、小腿、掌跖、外耳等处。

1.肛门瘙痒症 男女均可发病，多见于中年，儿童常因蛲虫引起发病。瘙痒限于肛门及周围皮肤，皮损常呈灰白色、浸渍、糜烂、湿疹样损害、皱襞肥厚、苔藓样变及色素沉着。

2. 阴囊瘙痒症　限于阴囊，也可累及阴茎、会阴及肛门，多与局部多汗、摩擦及股癣等有关，呈阵发性剧痒。由于经常搔抓，局部皮肤可出现浸润肥厚、湿疹样变、苔藓化及色素沉着，严重者可继发感染。

3. 女阴瘙痒症　瘙痒主要在大小阴唇。因搔抓致局部皮肤肥厚及浸渍，阴蒂及阴道黏膜可发生红肿、糜烂。常引起患者精神抑郁或烦躁不安等症状。

4. 其他部位　头皮、小腿、掌跖部位瘙痒，也是常见的局限性皮肤瘙痒症。

（三）特殊类型瘙痒症

1. 老年性瘙痒症　多由于皮脂腺分泌功能减退，皮脂分泌减少，皮肤干燥和退行性萎缩等因素诱发。多见于头皮、躯干及四肢等处。

2. 冬季瘙痒症　常为寒冷引发，冬季气温急剧变化，外界寒冷，进入温暖的室内，或在晚间脱衣睡觉时加重，常伴皮肤干燥。

3. 夏季瘙痒症　由于高热、潮湿、出汗增多，发生瘙痒。

三、诊断与鉴别诊断

根据全身性或局限性皮肤瘙痒，仅有继发改变而无原发损害，可明确诊断。本病应与下列疾病相鉴别：全身性瘙痒症应与疥疮、虫咬皮炎相鉴别，瘙痒症的继发性损害应与湿疹、痒疹、慢性单纯性苔藓相鉴别。

四、治疗

（一）一般治疗

寻找病因，针对病因给予相应治疗。患者应进行必要的全身体检。禁食辛辣刺激性食物，避免热水烫洗及各种外界刺激。

（二）全身治疗

（1）抗组胺药：为尽快控制瘙痒应先选用镇静止痒效果较好的第一代抗组胺药，如赛庚啶 2~4 毫克 / 次，3 次 / 天，或氯马斯汀 1.34mg，3 次 / 天，或羟嗪 25mg，2~3 次 / 天，或酮替芬 1mg，2 次 / 天。氯雷他定 10 毫克 / 天或西替利嗪 10 毫克 / 天可作为瘙痒减轻后的维持治疗；也可选用多塞平 25 毫克 / 次，2 次 / 天，或阿米替林 25~50 毫克 / 天。

（2）维生素 C 口服，葡萄糖酸钙或硫代硫酸钠缓慢静脉注射。

（3）重症全身性瘙痒症可用普鲁卡因静脉封闭疗法。

（4）老年性瘙痒症可用性激素治疗。男性患者用丙酸睾丸酮 25 毫克 / 次，肌内注射，每周 1~2 次，或服甲基睾丸酮 5 毫克 / 次，2 次 / 天。女性患者可服己烯雌酚 0.5 毫克 / 次，2 次 / 天。性激素治疗不宜长期应用。

（5）镇静剂：影响睡眠时，地西泮 2.5~5mg，睡前服。

（三）局部治疗

1.外用止痒剂：如 1% 含酚炉甘石洗剂、2% 薄荷酊、2% 樟脑霜。

2.润肤保湿剂：如维生素 E 霜、硅霜、复方甘油洗剂等。

3.表面麻醉剂：如利多卡因乳膏。

4.可短期外用糖皮质激素制剂，也可外用钙调磷酸酶抑制剂如他克莫司、吡美莫司。

（四）物理疗法

如矿泉浴、糠浴、淀粉浴、小苏打浴及紫外线照射等也有一定疗效。

第三节　痒疹

痒疹是一组以丘疹、结节为主要损害，伴有剧烈瘙痒的炎症性皮肤病。

一、病因

痒疹的病因尚不完全明确。一般认为与迟发型变态反应有关。部分患者同时伴有过敏性鼻炎、哮喘、荨麻疹等过敏性疾病。昆虫叮咬、食物及药物过敏、环境变化、神经精神因素、内分泌或胃肠功能紊乱、营养不良、贫血、慢性感染病灶、恶性肿瘤、遗传等可能与本病有关。

二、临床表现

临床分急性单纯性痒疹、慢性痒疹和症状性痒疹。

（一）急性单纯性痒疹

急性单纯性痒疹即丘疹性荨麻疹，本病多发于春、夏、初秋季节。多见于儿童及青少年。好发于腰背、腹、臀、小腿等处。皮损初期为红色风团样丘疹，直径 1~2cm 大小，呈纺锤形或枣核状损害，中央常有小水疱，下肢及足部皮损常发生水疱或大疱，疱壁紧张，多群集，较少融合。自觉剧痒，常因搔抓继发感染。愈后病因未去除，可反复发生。

（二）慢性痒疹

1.小儿痒疹　又称 Hebra 痒疹或早发性痒疹。常发生在丘疹性荨麻疹或荨麻疹后。

多发生于 3 岁以前儿童，多见于冬夏季节，好发于四肢伸侧，尤以下肢多见，其次为腹部、臀部、躯干及头面部亦可发生，严重者逐渐增多，可波及全身。皮损初为风团或风团样丘疹，风团消退后出现小米粒至高粱粒大小健皮色或淡红色坚硬小丘疹或小结节，即痒疹小结节。瘙痒剧烈，常因搔抓而出现抓痕、血痂及湿疹样变，继发感染时可发生脓疱疮及腹股沟淋巴结肿大，但不痛、不红、不化脓，称痒疹横痃。皮损可自行消退，留有色素沉着，亦可此起彼伏交替发生，至青春期本病可自行缓解。患儿多伴有营养不良、贫血、胃肠功能紊乱等。病程呈慢性。

2. 成人痒疹 多见于中年人，以 30 岁以上女性多见。好发于躯干、四肢伸侧，有时可累及面部和头皮。初发皮损与急性单纯性痒疹相类似，但原发丘疹较小、较多，继以小米到绿豆大小、淡红或健皮色多发性坚实圆形或顶部略扁平的丘疹，间有小水疱或结痂，散在分布，亦可聚集成簇，但不融合。瘙痒剧烈。常因反复搔抓致皮肤增厚粗糙，苔藓样变和色素沉着。病程呈慢性迁延。

3. 结节性痒疹 多见于成年女性，好发于四肢，尤以小腿伸侧多见。皮损初期为水肿性红色坚实丘疹，逐渐呈黄豆或更大的半球状结节，继之顶部角化呈疣状外观，表面粗糙，渐变为暗褐色，孤立散在分布，触之坚硬，瘙痒剧烈，常难以忍受，常因搔抓致结节顶部出血及结痂。病程呈慢性，可长期不愈。

（三）症状性痒疹

多发生于妊娠妇女（妊娠性痒疹）或肿瘤（如淋巴瘤或白血病）患者，与体内代谢产物或自身变应性因素有关。多发生在两次妊娠以上的妇女，一般产后 3~4 周自行消退。好发于躯干、腹部及四肢近端。皮损特点为风团样丘疹及丘疱疹。因剧痒搔抓后出现抓痕、血痂、色素沉着等改变。

三、诊断与鉴别诊断

根据发病年龄、好发部位及皮损特点、瘙痒剧烈等易于诊断。急性单纯性痒疹应与荨麻疹、水痘进行鉴别；成人痒疹与特应性皮炎、慢性湿疹、疥疮等鉴别；结节性痒疹应与疣状扁平苔藓、寻常疣、结节性皮肤淀粉样变等鉴别。

四、治疗

以去除病因，消炎止痒，防止感染为原则。

（一）一般治疗

寻找病因并去除，治疗原发疾病，防止虫咬，避免搔抓，忌食辛辣刺激性食物。

（二）全身治疗

1. 抗组胺药 如赛庚啶 2~4 毫克 / 次，3 次 / 天，口服。氯苯那敏 4 毫克 / 次，3

次／天，小儿 0.35 毫克 /kg，分 3~4 次服。酮替芬 1 毫克／次，2 次／天。氯雷他定 10mg，1 次／天或西替利嗪 10mg，1 次／天，口服。

2. 镇静催眠药　多塞平 25 毫克／次，2 次／天，口服。

3. 糖皮质激素　皮损广泛，瘙痒难以忍受的重症患者可短期应用糖皮质激素。

（三）局部治疗

可选用复方炉甘石洗剂、糖皮质激素类乳剂、酊剂、硬膏，结节性损害可用醋酸曲安奈德混悬液皮损内注射。也可用糠馏油、黑豆馏油软膏及 3% 水杨酸等配制的洗剂、乳剂、软膏等。结节性痒疹可行冷冻、激光治疗。

第六章　皮肤附属器疾病

第一节　外泌汗腺、顶泌汗腺、顶外泌汗腺及皮脂腺的结构和功能

一、外泌汗腺、顶泌汗腺、顶外泌汗腺

（一）概述

人体的主要汗腺有外泌汗腺、顶泌汗腺和顶外泌汗腺。随着解剖部位不同，它们的类型和密度有所不同。外泌汗腺的功能完整对于机体通过蒸发散热进行温度调节十分重要。然而顶泌汗腺在人体中的功能尚不清楚。在动物中，顶泌汗腺是可以激发动物行为改变的信息素和激素的来源。对可人类，进化的进程使顶泌汗腺减少，而代之以外泌汗腺的增加。

出汗异常十分常见，它可以由中枢出汗系统的异常、交感神经节及其节前节后纤维的异常、腺体分泌或导管分泌的异常引起。这些异常的临床表现包括多汗症、少汗症和汗液潴留。多汗症可以由情绪改变引起或继发于系统性疾病，它经常引起社会交往的困境。少汗症和无汗症可能是一些遗传性皮肤病的标志，可以导致危及生命的体温过高。汗液潴留性疾病（如痱子）往往发生在大量出汗之后，通常是暂时性的。对汗腺结构和功能的了解对于正确诊断和治疗出汗异常十分重要。

（二）结构和功能（病理生理学）

人类具有的两种主要的汗腺是外泌汗腺和顶泌汗腺。它们在结构、发育和功能上各不相同。第三种类型的汗腺——顶外泌汗腺最早由 Sato 等人在 1987 年描述。他们发现这种汗腺存在于成人的腋窝，但在儿童中并不存在。顶外泌汗腺同时具有顶泌汗腺和外泌汗腺的一些形态及功能特征。

1. 外泌汗腺

（1）结构：人体全身皮肤表面分布着 160 万 ~400 万个外泌汗腺（除了外耳道、嘴唇、阴蒂和小阴唇以外），它们从出生开始就具有功能。这些汗腺在手掌和足跖的密度最高。外泌汗腺的分泌单元由位于真皮深部及皮下脂肪的近端卷曲的分泌部组成。它分泌到开口于皮肤表面、具有一个顶端部分的长而细的导管（顶端汗管）。卷曲的分泌部分由两种细胞组成的单层细胞构成：

①大的透明细胞，负责腺体的分泌功能。

②具有碱性颗粒的暗细胞，具体功能不详。这两种细胞均被肌上皮细胞包绕，肌上皮细胞的作用可能是促进汗液向皮肤表面的运输汗腺导管上皮由两层或多层不被肌上皮细胞包绕的立方形细胞组成。这些细胞具有活性酶系统（如 ATP 酶），可以改变由分泌部分泌的汗液的成分。导管的表皮内部分——顶端汗管呈螺旋状，并一直延续至角质层。

外泌汗腺由以乙酰胆碱（非肾上腺素）为主要神经递质的交感神经节后纤维支配。这解释了为什么有着抗胆碱作用的药物能够导致少汗和体温升高。这些交感神经纤维受到下丘脑出汗中枢的控制。出汗中枢会对其自身的温度（内部温度的反应）和周围神经刺激作出反应。

（2）发育：胚胎发育过程中，在妊娠期三个月的时候汗腺从位于手掌和足跖的表皮嵴出芽并发育成一个表皮细胞索。在妊娠期五个月的时候，相同的结构出现在身体的其他部位。有功能的外泌汗腺从出生时开始出现，可以对温度和情绪的刺激做出反应。与顶泌汗腺不同，外泌汗腺在发育方面与毛囊皮脂腺单位没有关系。

（3）功能：外泌汗腺分泌的汗液是一种无菌的、稀释的电解质溶液，它主要包含氯化钠、钾、碳酸氢盐，还有抗菌肽蛋白水解酶、糖、丙酮酸、乳酸、尿素、氨、钙、氨基酸、表皮生长因子、细胞因子，以及免疫球蛋白。多余的有机化合物及重金属也从汗液中排出。

外泌汗腺分泌汗液的数量和质量随着情绪和环境刺激的不同而相差很大。有多种方法可检测汗液的产生（表 6-1）。在最大刺激的情况下，机体一小时可以分泌三升汗液。汗液的形成经由两个步骤：

①由卷曲状分泌部分泌的几乎等渗的初级汗液，这种分泌主要是胆碱能刺激的反应（以及后续的细胞内钙增加）。

②导管细胞对 NaCl 进行重吸收，产生低渗的液体向皮肤表面输送。

后者主要受到汗液流动速率的影响。比如，汗液流动速率越高，最终的 NaCl 浓度越高。

表6-1 汗液产生的检测方法

• 通过碘-淀粉反应
• 测量皮肤的电势和电阻
• 测量皮温
• 重量分析法

外泌汗腺不仅是一个分泌器官，还是一个排泄器官。汗液的连续分泌是机体调节体温、保持水电解质平衡、保持角质层湿润，从而保证手掌脚掌的柔软性及其精细触觉功能的重要机制。汗腺的排泄功能主要体现在它可以将系统性使用的药物（如酮康唑和灰黄霉素）运输到角质层。这解释了为什么有些化疗药物会导致皮肤不良反应。

（4）病理生理学：影响汗腺功能的疾病包括汗液数量和质量的异常；这些异常可以是局限性的（如 Freys 综合征）或者泛发的（如少汗性外胚叶发育不良）。囊性纤维化的患者也有汗腺的异常。当他们出汗的时候他们会损失大量的盐分。最常用的对囊性纤维化的筛查检验就是检测其汗液中氯化钠的含量。外泌汗腺最常见的异常是痱子——指汗液潴留在皮肤的不同层次：

①多汗症及少汗症：外泌汗腺的功能亢进是由于在精神和温度的刺激下皮肤交感神经冲动增加引起的。前者引起手掌、足跖和腋窝的多汗症。这种情绪性的多汗症可能造成很大不便，但其与腺体的形态和功能异常无关，与内部疾病也无关联。

对外泌汗腺的刺激可能与一系列潜在疾病有关，包括神经性的、感染性的、肿瘤性的（如淋巴瘤）和内分泌疾病，尤其是与绝经相关的低雌激素血症作为一种继发现象，出汗增加可以导致皮肤的水合作用甚至是浸渍。这可能是继发的细菌和真菌感染。暂时和定植菌群的蛋白水解活性可能产生具有臭味的物质（如氨及短链脂肪酸），这叫作外泌汗腺臭汗症。

少汗症和无汗症可能是获得性的，如硬皮病患者的汗孔堵塞，或者先天性的，如少汗性外胚叶发育不良的患者汗腺数量减少。温度不耐受也可能是遗传性皮肤病患者的继发表现，如板层状鱼鳞病。获得性或遗传性的神经病变也是少汗症的重要原因。

②药物相关的外泌汗腺异常：药物在外泌汗腺中的浓度已经被广泛了解。已知可以被分泌到外泌汗腺的药物包括化疗药物（环磷酰胺、阿糖胞苷）、抗生素类（环丙沙星、β-内酰胺抗生素）和抗真菌药。接受化疗的患者分泌到外泌汗腺的毒性成分可能在产生嗜中性粒细胞性小汗腺汗腺炎中起到重要作用。化疗药物导致的外泌

汗腺导管细胞增生可以导致小汗腺导管鳞状上皮化生。

③汗液潴留障碍：由 PAS 染色阳性的角化不全栓可造成外泌汗腺导管的堵塞，引起汗液潴留。痱子常常由高温、出汗过多以及定植细菌如表皮葡萄球菌的增加引起。在角质层内的角栓造成浅表痱子（水晶痱），而表皮内及真皮导管的堵塞分别导致红痱和深在痱。

2. 顶泌汗腺

（1）结构：顶泌汗腺较外泌汗腺更大，它局限于特殊的解剖部位（腋窝、生殖器肛门区、脐部周围、乳头，以及唇红外缘），它们由位于深层真皮和皮下脂肪组织的分泌部以及开口于毛囊上部的拉伸的导管组成，如顶泌汗管。其分泌部是由单层上皮细胞组成的卷曲导管，这些细胞与肌上皮细胞交错排列。导管部分由双层立方细胞和肌上皮细胞组成，后者支持分泌物向皮肤表面的运输过程。即使在同一个人的身上，顶泌汗腺的形态差异很大。以乙酰胆碱为末梢神经递质的交感神经以及肾上腺素能神经支配着顶泌汗腺并调节其功能。

（2）发育：在胚胎发育中，顶泌汗腺产生于初级表皮生发层，皮脂腺及毛囊也由该层产生。在胚胎中，顶泌汗腺在整个皮肤表面出现，然而大多数随后消失，形成了成年期的特征性分布。在即将进入青春期的时候顶泌汗腺在激素（主要是雄激素）的刺激下增大。它总是与毛囊有关。

（3）功能：顶泌汗腺持续不断地产生非常小量的油性液体。这种汗液是 pH 在 5.0~6.5 的无菌无臭的黏稠液体。它含有很多有气味的物质的前体（胆固醇、三酰甘油、脂肪酸、胆固醇酯、角鲨烯）。它还包含雄激素、糖类、氨，以及三价铁。顶泌汗腺在人类的功能并不完全清楚。在动物身上，它们是可以导致行为改变的信息素和激素的来源，如性吸引或者领地的标志。在人类，它们可能在嗅觉交流中起到重要作用。

（4）病理生理学：顶泌汗液刚刚分泌出来的时候是无菌无臭的。细菌在皮肤表面的分解作用改变了分泌出来的物质，导致了典型的、刺激性的酸臭味（棒状杆菌）及汗臭性（微球菌）体味——称为臭汗症。臭汗症患者的皮肤活检标本与对照进行比较，其中顶泌汗腺更多、更大而且有断头分泌。这些组织学的区别反映了顶泌汗液分泌增加，从而解释了臭汗症的发病身体及衣物清洁不够可以加重这种情况。值得注意的是，一些雄性激素具有与自然腋窝体味相同的味道。

顶泌汗腺色汗症是指分泌出具有色素的汗液（黄色、绿色或黑色）。这是汗液富含脂褐素的反应。假性或外源性的顶泌汗腺色汗症是由于汗液被产色的细菌，尤其是棒状杆菌（假性色汗症），或者衣物染色引起的。功能性激素改变引起的顶泌汗腺导管角栓栓塞导致毛囊性顶泌汗腺痱。

3.顶外泌汗腺

（1）结构：顶外泌汗腺只可见于成人腋窝。其卷曲的分泌部分由扩张性的和非扩张性的节段组成。扩张性的节段和它们的分泌细胞类型在超微结构上与顶泌汗腺很像，而半径更小的非扩张性节段与外泌汗腺的分泌部很像。顶外泌汗腺的导管直接开口于皮肤表面而并不通过毛囊结构，它与外泌汗腺的导管形态学相同。顶外泌汗腺的神经支配由以乙酰胆碱为主要神经递质的节后交感神经纤维组成。肾上腺素能刺激也可见到。

（2）发育：顶外泌汗腺在青春期从外泌汗腺样的前体细胞开始发育并且持续存在于成人的腋窝中。多汗症的患者腋部顶外泌汗腺的相对比例较正常出汗的人较高。顶外泌汗腺分别具有顶泌汗腺和外泌汗腺的形态特征，而且是可变的。

（3）功能：顶外泌汗腺的汗液是一种在胆碱能刺激后持续产生的透明液体。顶外泌汗液的组成成分尚不清楚，它的分泌速率可以是外泌汗腺的10倍。

（4）病理生理学：汗液中的表皮和其他生长因子可能参与刺激顶外泌汗腺的分化。这些腺体可能在腋窝多汗症以及非毛囊性顶外泌汗腺 Fox-Fordyce 病中起到重要作用。

二、皮脂腺

皮脂腺通过全架分泌产生皮脂。实际上细胞自身解体，释放皮脂。除了在嘴唇和其他黏膜部位的游离皮脂腺，皮脂腺通常与毛囊相关。一旦产生出来，皮脂就被分泌到毛囊的漏斗部。皮脂分泌在青春期时增加，它是痤疮发病中的关键因素。

1.结构　皮脂腺在皮肤中的分布差异很大，而它们在一些部位发育得非常好，如头皮、面部、上背部和前胸。值得注意的是在双足站立的人类中，这些部位是暴露于雨水和太阳热量最多的部位。一共存在三种毛囊皮脂腺单位。

（1）由一根短而细的毛发和小皮脂腺构成的毳毛毛囊。

（2）由一根中等大小的毛发和大皮脂腺构成的皮脂腺毛囊；它们只见于人类，尤其在面部和上胸部以及背部（寻常痤疮的最好发部位）。

（3）由一根长而粗的毛发和较大的皮脂腺组成的终毛毛囊。

皮脂腺毛囊由四部分组成：角化的毛囊漏斗、毛发、菜花状卷曲的皮脂腺，以及连接着漏斗部和腺体的导管。漏斗部被分成两部分。远端部分，或称顶端漏斗，与邻近的表皮十分相似。这部分出现角化和颗粒层，并且角质细胞和鳞屑可以向管腔中脱落。靠下的部分，即漏斗下部与之十分不同。它表现出一种特殊形式的角化—毛膜的角化并且没有颗粒层。

皮脂腺毛囊存在有很多细菌和真菌，它们组成了正常菌群。主要的真菌种类是见于顶端漏斗最表层鳞屑的马拉色菌属。在漏斗中部可见表皮葡萄球菌和其他微球菌。在深部毛囊微需氧的丙酸杆菌属占优势。丙酸杆菌共有三种：痤疮丙酸杆菌、颗粒丙酸杆菌和最不常见的小球丙酸杆菌。毛囊中的螨虫——毛囊蠕形螨常见于老年患者。

2. 发育 皮脂腺由表皮产生，它先从发育中的毛囊根鞘出芽，然后向下生长至真皮中。皮脂腺出生时就有，这一时期皮脂的产生相对较高。它迅速下降并保持低水平直至青春期再次升高。雄激素，尤其是 5α-双羟睾酮（DHT）是控制皮脂腺发育和皮脂分泌的主要因素。在青春期的末期，皮脂的产生水平保持恒定并一直保持至成年。皮脂的产生在女性绝经后，男性 60~70 岁间下降。皮脂腺上的雄激素受体与 DHT 结合，之后转移至细胞核内。

3. 功能 皮脂是一种淡黄色黏稠的液体。它由三酰甘油、游离脂肪酸、角鲨烯、蜡、留醇酯，以及游离留醇组成。在所有皮脂混合物到达皮肤表面前，主要由表皮脂类产生的神经酰胺混合物首先出现在顶端漏斗部。皮脂的分泌量随着个体及种族的不同而不同。皮脂的分泌是全浆分泌，即指皮脂腺细胞在迁徙到腺腔中部的过程中自身分解，释放皮脂。它们的更新时间大约是 14d，皮脂的流出是相对连续的。健康人约以每 3 小时 $1mg/10cm^2$ 的速度产生皮脂。皮脂腺在温度调节中起到重要作用。在炎热的情况下，皮脂的分泌可以乳化外泌汗腺汗液，从而使汗液形成一层膜以防止汗珠从皮肤丢失。在寒冷的情况下，皮脂改变性质，从而将雨水从皮肤和毛发表面排除出去。

4. 病理生理学 皮脂产生少于每 3 小时 $0.5mg/10cm^2$ 与皮脂减少或干燥皮肤有关，而皮脂每 3 小时产生 $1.5\sim4.0mg/10cm^2$ 为产生过多，导致临床中脂溢性皮炎的出现。皮脂产生减少的患者是典型的具有特应性体质的个体，他们经常患有少汗症。他们还有表皮脂类屏障的障碍，尤其是神经酰胺。经常用肥皂洗澡、集中供暖以及湿度降低均会使情况恶化。细菌和病毒在干燥皮肤上的定植会造成皮肤感染，如脓疱疮以及疱疹样湿疹。

毛囊皮脂腺最常分布于面部、耳后、前胸上部和后背——与寻常性痤疮的分布相同。临床上，这些部位较其他部位更油。总体来说，与正常皮肤的患者相比，痤疮患者皮脂腺较大，能够产生更多的皮脂。这些毛囊皮脂腺的功能受到遗传因素和循环激素水平的影响。

皮脂腺的生长及皮脂产生增加均可被雄激素诱导，尤其是 DHT。DHT 主要来源于男性睾酮，而在女性，雄烯二酮是 DHT 的主要前体。值得注意的是，在痤疮性皮肤，睾酮向 DHT 的转化比正常皮肤高 30 倍。然而，单纯皮脂增加并不足以导致寻常性痤疮的发生。如帕金森病的患者有显著的脂溢性皮炎但是不发生痤疮。

皮脂腺及导管内的皮脂是无菌的，并且不包含游离脂肪酸，但漏斗处的微环境适合痤疮丙酸杆菌和表皮葡萄球菌的生长。痤疮患者中，毛囊皮脂腺定植的微生物数量增加（尤其是痤疮丙酸杆菌）。它们的脂肪酶分解甘油二酯及三酰甘油，产生游离脂肪酸。其中后者是产粉刺性的，它可以改变漏斗区的角化模式。它们也是趋化性的，并且可以吸引中性粒细胞。

角化异常是痤疮发病中最先被探测到的征象。角化细胞的增生及其在漏斗处的贮留形成微粉刺。而皮脂的流出并没有受到阻塞。实际上，皮脂流出的增加可能对痤疮皮损的形成起到重要作用。可能是皮脂的快速流动稀释了毛囊的脂质外壳，降低了胆固醇、神经酰胺和亚油酸的量，进而增加了毛囊壁的通透性。

与非痤疮患者相比，痤疮患者的漏斗下部对各种生理和外源性刺激较容易产生反应。因此，产粉刺性的药剂，如卤代环烃、焦油制剂，以及一些化妆品会在痤疮患者中产生更多问题。毛囊性痤疮样皮疹也可发生于接受表皮生长因子受体（EGF-R）抑制剂治疗的患者；在应用抑制与其受体结合的抗体（如西妥昔单抗），以及 EGF-R 酪氨酸激酶活性抑制剂（如吉非替尼）的患者中均可发生。EGF-R 高表达于角质形成细胞以及外泌汗腺和顶泌汗腺中。EGF-R 的抑制干扰了毛囊的正常分化和形态发生，导致毛囊的角化亢进、毛囊角栓，以及微生物在扩张的漏斗中繁殖。

第二节　寻常痤疮

一、概述

寻常痤疮是毛囊皮脂腺单位的一种多因素疾病。临床表现从轻度的粉刺型痤疮到暴发型伴有系统性症状的痤疮。虽然所有年龄组都可患此病，但它主要好发于青少年。痤疮在经济上和心理上的影响是无可否认的，经常造成患者的自卑和社会隔离。最近关于痤疮发病机制的探究对痤疮亚型的分类和有效治疗方案的建立有重要帮助。

二、历史

6世纪，东罗马帝国皇帝的医师 Aetius Amidenus 第一次使用了术语"acne"。它随后从希腊语翻译成拉丁语，通过翻译出现了混淆。争论在于"acne"这个词究竟是起源于希腊语"acne"（意即高峰）还是最初的"acne"。直到19世纪，"acne"才在医学词典上重获位置，在此之前，人们很少使用这个词。1842年，Erasmus Wilson 把单纯痤疮（寻常痤疮）从红斑痤疮中分了出来。

三、流行病学

在美国，每年有4000万~5000万人患寻常痤疮，年度总费用在25亿美元以上。发病率高峰出现在青少年，约85% 12~24岁的年轻人患此病，使之在这组人群中成为一种生理现象。虽然寻常痤疮是年轻人的疾病，但12%女性和3%男性会持续到44岁。男性白种人患重度结节囊肿型痤疮比黑种人更多。

XYY染色体基因型或内分泌紊乱（例如多囊卵巢综合征、雄激素过多症、皮质醇增多症和性早熟等）的个体痤疮更为多见，常更严重，而且对标准的治疗不敏感。

四、发病机制

痤疮的病理生理学涉及多种内外因子对毛囊皮脂腺单位综合作用。了解显微镜下这一特殊结构的生理解剖学对理解痤疮的发病机制及确定有效的治疗方案极其重要。

遗传因素在痤疮发展中的作用尚不明确，但它无疑是多因素的。皮脂腺的数量、大小和活性是有遗传性的。痤疮的患病率和严重度在同卵双生儿之间具有极高的一致性，包括结节囊肿型痤疮在内的痤疮常有家族发病的倾向。但由于痤疮极高的患病率，故很难把此现象全部归因于遗传因素。

皮脂腺主要受控于激素刺激。在生命最初6个月，皮脂生成相对较多，之后减少并在整个儿童期保持稳定。在肾上腺皮质功能初现期，皮脂生成显著增加。这一变化经常预示着月经初潮在一年内发生。虽然在患或不患痤疮的人群中，皮脂的组成相同，但是患有痤疮的人会有不同程度的皮脂溢出。

痤疮生成的第一步是微粉刺的形成，它开始于毛囊上部的角化带——漏斗部。正常情况下，角质细胞脱落到毛囊内腔，进而通过毛孔排出，当它被阻留、累积导致角化过度时，即形成粉刺。此现象与这些角质细胞黏着性的增加有关。与黏附性有关的细胞超微结构包括角质小体（板层颗粒）、细胞膜、表皮脂质和细胞间黏合物质。

角质细胞除了细胞间黏合性的增加，它们的产物也增加。细胞间黏合性增加和细胞增生的现象出现在漏斗下部，并形成一种瓶颈现象，继而形成微粉刺。在毛囊上皮下方，透明角质颗粒的数量和大小增加，而板层颗粒和张力丝减少。

随着粉刺增大，皮脂小叶逐渐退化。由于皮肤表面的开口非常狭窄，脱落的角质形成细胞和皮脂在开口处积聚，起初松散。随着粉刺的增大，内容物变得紧密，形成旋涡状的板层凝固物。当压力增大时，粉刺壁破裂，挤出免疫原性的角蛋白和皮脂，导致炎症。

炎症不仅仅是粉刺破裂的结果，它在痤疮皮损形成的早期就已出现。例如，研究显示在有痤疮倾向的区域，CD_4^+细胞数增加和IL-1活性的增加要早于角化过度。炎症反应的类型决定临床皮损。若中性粒细胞占优势（典型的早期皮损）则形成脓疱。若T辅助淋巴细胞、异物巨细胞、中性粒细胞聚集则导致炎症性丘疹、结节和囊肿。炎症反应的类型在瘢痕化的过程中也起着重要的作用。快速、非特异性炎症反应比延迟、特异性炎症反应所导致的瘢痕要小。

痤疮丙酸杆菌在痤疮的形成中有明显的作用。这些革兰染色阳性的不动杆菌存在于毛囊皮脂腺的深处，同时存在的还有颗粒丙酸杆菌，偶尔还有Parvimi丙酸杆菌。它们是厌氧或微需氧的，能产生卟啉（主要是粪卟啉Ⅲ），卟啉在伍氏灯下能发荧光。这些微生物的致病性源于它们的一些特性，包括产生脂肪酶、促粉刺破裂酶和一些促炎症反应递质。曾报道痤疮患者的痤疮丙酸杆菌数量有增加，但它们的数量和临床严重程度无关。

皮肤自身具有的固有免疫系统也和痤疮丙酸杆菌相互作用，从而诱发炎症。其中一个机制是经由Toll样受体，即通过免疫细胞例如单核细胞、巨噬细胞和多形核白细胞（PMNs）而介导对微生物病原体识别的一类受体。痤疮毛囊周围的单核细胞表面可表达Toll样受体2（TLR_2），痤疮丙酸杆菌能经此TLR_2通道释放促炎症反应递质（IL-1α、IL-8和TNF-α）。IL-8的增加尤其能导致中性粒细胞聚集、溶酶体酶释放和后来的毛囊上皮破裂。寻常痤疮的另一炎症机制是上调人β防御素-1和β防御素-2，后者保护毛囊皮脂腺单位免受痤疮丙酸杆菌的微生物袭击，其产量增加可能是对痤疮丙酸杆菌的防护措施。

影响皮脂分泌的激素是痤疮产生的关键。雄激素可由皮脂腺单位外的性腺和肾上腺生成，也可在皮脂腺内局部经由雄激素代谢酶，例如3β-羟类固醇脱氢酶（HSD）、17β-HSD和5α-还原酶生成。在皮脂腺基底层细胞内和毛囊的外毛根鞘内发现的雄激素受体，对雄激素睾酮和双氢睾酮敏感。双氢睾酮（DHT）对雄激素受体的亲和力比睾酮大。虽然DHT是介导皮脂生成的主要雄激素，但是也不能排除睾酮在此过程中的作用。

雄激素发挥作用开始于新生儿期。从出生到约 6~12 个月大小，由于睾丸的过量生产，男婴具有较高的黄体生成素（LH）和睾酮水平。另外，由于早期肾上腺未成熟，男婴和女婴的脱氢表雄酮（DHEA）水平都升高。在组织学上，婴儿的肾上腺具有不成比例的巨大的肾上腺皮质，后者是雄激素生成的区域。然而，这一现象并不是由过去认为的母亲激素的持久刺激所致。1 岁左右，睾丸和肾上腺的雄激素生成均下降，并在青春期开始前保持在稳定的低值。

在肾上腺皮质功能初现期，由于肾上腺开始产生大量硫酸脱氢表雄酮（DHEAS），循环中 DHEAS 水平开始上升。这种激素可作为一种前体，从而在皮脂腺内生成更有效价的雄激素。青春期前儿童血清中 DHEAS 水平的上升与皮脂生成的增加和粉刺型痤疮的发展相关。

对雌激素在调节皮脂生成中的作用所知甚少。系统性给予足量的任何雌激素会减少皮脂的生成。但是，禁止皮脂生成所需要的雌激素剂量要比禁止排卵所需要的剂量大。虽然有些患者的痤疮对含有 0.035~0.050mg 乙炔雌二醇或其酯类的低剂量口服避孕药反应较好，但是经常需要更高剂量的雌激素以产生减少皮脂分泌的作用。由于雄激素的共同存在，故循环雌激素或局部生成的雌激素在调节皮脂分泌中是否重要尚未清楚。雌激素可能通过一些机制起作用，包括：

（1）在皮脂腺内局部直接对抗雄激素效应。

（2）经由负反馈，抑制垂体促性腺激素释放，从而抑制性腺生成雄激素。

（3）调节基因对皮脂腺生长或油脂生成起负影响作用。

五、临床特征

非炎症型痤疮的特征是开放性和闭合性粉刺的形成。这些原发性毛囊性皮损的组织学特征在它们的临床表现中反映出来。闭合性粉刺或白头的典型皮损是约 1mm 大小的肤色丘疹，无明显毛囊开口或伴随的红斑。这些皮损用肉眼看并不明显，通过触诊或对皮肤的侧光照射会更易看清。相反，开放性粉刺或黑头是圆顶状丘疹伴显著扩张的毛囊开口。这一开口被脱落角蛋白所填充，黑素沉积和脂质氧化可能是呈现黑色的原因。冰凿型瘢痕可单独由粉刺引起。

痤疮的炎症性皮损开始于粉刺形成，进而扩大形成丘疹、脓疱、结节和囊肿等不同严重程度的皮损。红色的丘疹直径从 1mm 到 5mm 不等。脓疱的大小大致相同，其中充满了无菌的白色脓液。当皮损的严重程度进一步发展，便形成结节，且出现明显的炎症、硬结和触痛。囊肿的位置更深，其中充满了脓液和血液的复合物。在重度结节囊肿型痤疮的患者中，这些皮损经常融合形成炎性大斑块，包括窦道。

为防止永久的瘢痕形成对容貌的影响，早期治疗痤疮是必须的。炎症后色素沉着和持久性红斑通常是炎症性痤疮消退后的并发症。虽然色素变化在痤疮被控制的数月后常能消退，但有时候会比较持久。凹陷性瘢痕和结节性肥厚性瘢痕经常是结节型和囊肿型痤疮的后遗症。在躯干上部还可见柔软、色素减退、皮肤松、垂样的皮损。

（一）痤疮异型

1. 暴发性痤疮 暴发性痤疮是囊肿型痤疮最严重的形式。它的特点是突然发生结节状、化脓性的痤疮，伴有不同程度的全身症状。虽然有报道称，一病例发生于伴迟发性先天性肾上腺增生的一名男孩，但是这种并不常见的痤疮异型主要影响 13~16 岁的年轻男性。患者在暴发性痤疮发生前常有典型的轻度至重度痤疮，但无微粉刺。这些很快变成明显的炎症，融合成疼痛、渗出、易破溃的斑块，伴血痂。面、颈、胸、背、手臂均受累。经常形成溃疡的皮损可导致严重的瘢痕。

溶骨性损害可伴随皮肤表现，锁骨和胸骨最常受累，其次是踝关节、肱骨和骶髂关节。全身表现包括发热、关节痛、肌痛、肝脾大和严重的衰竭。滑膜炎、痤疮、脓疱病、骨肥大、骨炎（SAPHO）综合征，有时可观察到结节性红斑。实验室检查对明确诊断帮助不大，但可预测治疗的反应，如先前异常的实验室检查转为正常，常与临床的改善是一致的。实验室异常表现多样，包括红细胞沉降率加快、蛋白尿、白细胞增多和（或）贫血。

治疗方案根据临床严重程度，包括局部、皮损内或口服皮质激素，口服异维 A 酸和抗生素。曾有报道异维 A 酸曾在有些患者中会诱发暴发性痤疮，在治疗的第一个月联合口服皮质激素和低剂量维 A 酸类可避免此情况发生。据报道，氨苯砜联合异维 A 酸对暴发性痤疮伴结节性红斑的治疗有益。

2. 聚合性痤疮 重度、暴发的结节囊肿型痤疮不伴全身表现的称为聚合性痤疮。这些顽固的皮损是毛囊闭锁四联症的一部分，另三者是头皮蜂窝织炎、化脓性汗腺炎和藏毛囊肿。

无菌性化脓性关节炎、坏疽性脓皮病和痤疮（PAPA 综合征）是一组相关的炎症性疾病中的一部分，这些疾病包括炎症性肠病、葡萄膜炎和银屑病。编码脯氨酸-丝氨酸-苏氨酸磷酸酶相关蛋白 1[PSTPIP$_1$；也称 CD$_2$ 抗原结合蛋白 1（CD$_2$BP$_1$）] 的基因突变导致 PAPA 综合征。研究指出 CD$_2$BP$_1$ 的相关蛋白在肌动蛋白重组中起整合作用，这个基因突变损害了维持适当炎症反应的生理信号。

3. 实质性面部肿胀 实质性面部肿胀是寻常痤疮的一种罕见的、毁容性的并发症。临床上，面正中线和两颊由于软组织肿胀而扭曲，可能出现木质的、无鳞屑的硬结伴肿胀。有报道称相似的改变还见于酒渣鼻、梅-罗综合征和患寻常痤疮或酒渣鼻的孪生儿。虽然严重程度常有变动，但不会自然消退。曾有报道用异维A酸[0.2~0.5mg/（kg·d）]单独或联合酮替芬（1~2mg/d）治疗此病4~5个月有效，也可尝试用高剂量的异维A酸。

4. 机械性痤疮　机械性痤疮是由于毛囊皮脂腺出口反复的机械性和摩擦性阻塞，导致粉刺形成。机械性因素包括头盔、下巴上的绳索、吊带和衣领。机械性痤疮的经典例子是小提琴颈，放置于侧颈的小提琴反复损伤导致苔藓样的色素沉着性斑块，伴散布的粉刺。受累部位呈线性或几何学的分布应该提示机械性痤疮。治疗应首先排除刺激因素。

5. 少女人为痤疮　少女人为痤疮，顾名思义，主要发生于年轻女性。典型的粉刺和炎症性丘疹被系统地、神经质地剥落，留下结痂糜烂，可能导致瘢痕。线性的糜烂提示自身致残，应怀疑潜在的精神因素。伴焦虑、强迫或人格障碍的患者易患本病。对这些患者，可用抗抑郁药或精神疗法。

6. 药物性痤疮　痤疮皮损或发疹性痤疮样皮损可以是许多药物的不良反应，包括合成代谢的激素（如达那唑、睾酮）、皮质激素、促肾上腺皮质激素、苯妥英、异烟肼、碘化物、溴化物和表皮生长因子受体（EGFR）抑制剂，有时硫唑嘌呤、环孢素、四环素类、维生素 B_1、维生素 B_6、维生素 B_{12}、维生素 D_2、苯巴比妥、丙硫氧嘧啶、双硫仑或奎尼丁也是原因。药物性痤疮常表现为突发、形态单一的炎症性丘疹和脓疱，与寻常痤疮形态不一的皮损形成对比。这解释了为何有些临床医师用"毛囊炎"来描述。

静脉注射地塞米松和大剂量口服皮质激素常可导致特征性的痤疮样皮疹，皮损集中在胸背部。类固醇引起的痤疮（和酒渣鼻）也可由面部不适当的外用皮质激素引起。红斑基础上的炎症性丘疹和脓疱分布在外用皮质激素的部位。虽然停用皮质激素可导致长期、严重的发作，但停用后皮损最终将消退。当不能从处方药中找到原因时，应系统回顾非处方药、保健品及近期的医疗操作以揭示可能的原因。在许多感冒药和哮喘药、显像颜料、海藻及含维生素-矿物质的保健品中发现含有碘化物；镇静药、镇痛药和感冒药中常含有溴化物。

7. 职业性痤疮　在工作场所暴露于不能溶解的、阻塞毛囊的物质是职业性痤疮的原因。这些物质包括切削油、石油为基础的产物，含氯的芳香族碳氢化合物和煤焦油衍生物。粉刺是主要的临床表现，伴有不同数量的丘疹、脓疱和囊肿样皮损分布于暴露和隐蔽区域。

8. 氯痤疮　暴露于含氯的芳香族碳氢化合物数周后发生的职业性痤疮定义为氯

痤疮。常发生在两颊、耳后、下颌、颈部和腋窝、阴囊等区域，表现为小囊肿型丘疹和结节。四肢末端、臀部和躯干也可受累。囊肿型皮损愈合后可遗留明显的瘢痕，并可在暴露后数年出现再次爆发。在电导体、隔离物、杀虫剂、杀真菌剂、除草剂和木材防腐剂中发现的以下物质都与氯痤疮有关：

（1）多氯萘。

（2）多氯联苯。

（3）多溴联苯。

（4）多溴萘。

（5）多氯二苯呋喃。

（6）多氯二苯并二噁英。

（7）四氯苯。

（8）四氯氧化苯。

防止暴露能保护高危员工的安全。治疗的目的是清除在工作时接触的化学物质，必要时外用或口服维A酸类及抗生素。

9. 新生儿痤疮　超过20%的健康新生儿会发生新生儿痤疮。皮损在出生后2周左右出现，一般在3个月内消退。典型表现是炎症性的小丘疹，分布在两颊，并跨过鼻梁。新生儿痤疮的发病机制目前尚未搞清楚。一些研究者提出马拉色菌的个别菌种（如合轴马拉色菌、糠秕马拉色菌）是病因，并将此病重命名为"新生儿头部脓疱病"。外用2%酮康唑乳膏有效支持了这一观点。

也有研究支持皮脂腺的作用。出生后，新生儿皮脂分泌率可达到他们母亲的高水平，表明刚出生的新生儿具有与其母亲相似的激素环境。在数月后，皮脂分泌率显著下降。对这一常见现象尚需进一步研究来阐明其原因。

由于皮损是一过性的，不必担心。外用2%酮康唑和过氧苯甲酰制剂有效。

10. 婴儿痤疮　若痤疮在出生后3~6个月出现，则定义为婴儿痤疮。临床上，粉刺比新生儿痤疮更显著，可能导致凹陷性瘢痕，偶可见囊肿型皮损和化脓性结节。痤疮的发病机制反映出在发育的这一阶段激素水平不平衡，母亲的激素则只是起到较小的作用。在6~12个月的男婴中，黄体生成素（LH）和它的刺激产物睾酮水平上升，和青春期测得的水平短暂地相等。另外，男婴和女婴的肾上腺均未成熟，导致DHEA水平上升（见"发病机制"）。大约12个月时，这些水平正常地下降并保持最低值，直到9或10岁肾上腺皮质功能初现。在多数儿童，睾丸雄激素也在最低值。

婴儿痤疮常在1~2年内消退并保持静止。然而在罕见病例中，痤疮可持续并贯穿整个青春期。粉刺型婴儿痤疮可局部外用维A酸或过氧苯甲酰，以预防永久性瘢痕的发生。严重的结节囊肿型可口服异维 A 酸。

11. 内分泌异常　虽然多数痤疮患者并无明显的内分泌异常，但是对于伴多毛症或月经不规律的女性患者应怀疑雄激素过多症。这些痤疮一般较严重且更难治疗，发病突然。雄激素水平上升的其他症状和体征包括嗓音变粗、肌肉发达、雄激素性脱发、阴蒂增大伴阴唇融合和性欲提高。HAIR-AN 综合征中的雄激素过多可出现胰岛素抵抗和黑棘皮病。这些患者患心血管疾病和糖尿病的风险更高，应该由相应的内科专家随访。

对可疑患雄激素过多症患者的评估包括详尽的病史和体格检查，患者年龄和青春期状态也是重要的参数。青春期前的男孩、女孩和青春期后的女性如有雄激素过多症的体征，应作相应的检查。若患者正口服避孕药，不应进行实验室检查。初次检查包括血清中总睾酮、游离睾酮、DHEAS 和 17-羟孕酮水平。有可疑雄激素过多症症状和体征的患者还应检测血清皮质醇水平。

理解激素路径对评估雄激素过多症是必须的。例如，血清 DHEAS 或 17-羟孕酮上升提示肾上腺源性雄激素产生过剩。这些激素的水平对识别病因有用。如果 DHEAS 值在 4000~8000ng/mL 或 17-羟孕酮水平 > 3ng/mL，可能提示先天性肾上腺增生。发生此异常是由于肾上腺酶的缺陷，最常见的是 21-羟化酶或 11-羟化酶。这些酶严重缺陷的患者在婴儿期就出现症状，然而，大多数患者为酶的部分缺陷，要到青春期才出现症状。如果血清 DHEAS 超过 8000ng/mL，不论睾酮水平是否上升，均应怀疑肾上腺肿瘤。

若总睾酮水平上升，则可能是卵巢源性，最常见的是多囊卵巢综合征（PCOS），血清睾酮水平上升至 150~200ng/dL，同时，LH/FSH 比例升高至大于 2~3。PCOS 的症状包括月经周期不规律、多毛症、胰岛素抵抗和生育力减弱。当血清睾酮水平超过 200ng /dL，应该考虑卵巢肿瘤。由于雄激素水平在每一个体差异明显，在进一步评估或治疗前，任何实验室检查的异常应复查后再作确认。

（二）痤疮样疹

1. 表皮生长因子受体抑制剂引起的皮疹　表皮生长因子受体（EGFR/HER$_1$）抑制剂是一类用于治疗实体瘤（包括头、颈部癌和肺癌）的制剂。抑制剂有吉非替尼、西妥昔单抗和厄洛替尼，还有许多处于临床实验或研发阶段的酪氨酸激酶抑制剂和单克隆抗体。EGFR 抑制剂引起皮疹的发病率很高，例如，超过 75% 接受厄洛替尼治疗的患者可能发生皮疹。

由于对这些皮疹的描述不一致，使这类痤疮样疹的发病率很难确定，但它可能发生在超过三分之一接受治疗的患者。有些学者提出痤疮样疹的发生与临床效果呈

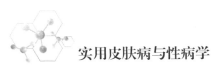

正相关。临床上，表现为突发的、单一形态的毛囊性脓疱和丘疹，发生在面部、头皮及躯干上部。常发生继发感染，有渗出及蜜色的痂皮。虽然时常描述为痤疮样的，但组织病理学上为毛囊炎，毛囊内中性粒细胞聚集，毛囊周围淋巴细胞浸润。无论在显微镜下还是临床上，均无粉刺的损害，从而进一步使这类皮疹与寻常痤疮相区分。

在肿瘤患者中，鉴别诊断包括皮质激素引起的痤疮、嗜中性外泌汗腺炎、免疫抑制等导致的毛囊营养不良与不同形式的毛囊炎（如糠秕孢子菌、蠕形螨）。对于以表皮生长因子受体抑制剂治疗有效果的患者，因为发生了痤疮样疹而中断治疗显然不是一个合理的选择。已尝试了不同的治疗方法，包括局部外用和口服抗生素，局部外用皮质激素，局部外用和口服维 A 酸类药物，都有一定的效果。

2. 热带痤疮　热带痤疮是由于暴露于高温而引起的痤疮样、毛囊性皮疹。高温可由于热带气候或者高温的工作环境（如锅炉工人）而造成。历史上，热带痤疮在军队中有很高的发病率。临床上，皮疹好发于躯干和臀部，为显著的炎症性结节性囊肿，常继发葡萄球菌感染。在患者回到较为舒适的环境前，治疗往往是十分困难的。

3. 放射性痤疮　放射性痤疮以粉刺样丘疹为特点，发生在以前接受过电离辐射（外照射）的部位。损害出现于急性期放射性皮炎开始消退时。电离射线引起毛囊内上皮化生，产生牢固的黏着性过度角化栓，而且不易被挤出。

4.Apert 综合征　也称为尖头并指（趾）畸形。Apert 综合征为常染色体显性遗传，以手和足、椎体及颅骨的毁损性畸形和骨连结为特点。患者可伴发毛囊性、痤疮样丘疹，与典型的痤疮不同，本病损害的分布更广泛，常包括整个上肢伸侧、臀部和大腿。Apert 综合征的痤疮样损害对局部治疗的效果都不好。然而，有报道维 A 酸对重症患者有效。其他皮肤表现包括显著的皮脂溢出，皮肤和眼的色素减退。Apert 综合征为（编码纤维母细胞生长因子受体 2）的突变所致；突变的遗传学镶嵌现象与粉刺样痣相关。

5. 鼻横沟　鼻横沟是在鼻下三分之一的水平解剖学分界线，与鼻翼和鼻外侧软骨的分界线相符。粟丘疹、囊肿和粉刺可以沿此凹沟分布。这些痤疮样损害在幼童时期至青春期前出现，它出现与激素无关。对症治疗，必要时采用外科挤压术。

6. 特发性面部无菌性肉芽肿　特发性面部无菌性肉芽肿为发生在面颊部慢性、无痛性、孤立性结节。发病的中位年龄为 3.8 岁。皮损单发，多发者罕见。组织病理学表现为慢性真皮淋巴组织细胞浸润，伴异物巨细胞。典型的培养结果为阴性（70％患者），损害对抗生素治疗无效。结节平均在 11 个月后自然消退，无须治疗。

六、病理学

痤疮皮损的组织病理学检查显示痤疮分期与临床所见平行。在早期损害可见微粉刺。轻度扩张的毛囊内嵌塞着脱落的角质形成细胞，开口很小。颗粒层明显。闭合性粉刺中，毛囊进一步扩张，形成紧致的囊性结构。在囊腔内，为嗜酸性的、角质碎屑、毛发和众多的细菌。开放性粉刺有宽大的毛囊开口，毛囊更为扩张。皮脂腺多萎缩或缺失。在扩张的毛囊周围有轻度血管周围单核细胞浸润。

随着毛囊上皮的不断扩张，囊的内容物不可避免地开始破入真皮。高免疫原性的囊内容物（角蛋白、毛发和细菌）迅速引起显著的炎症反应。在典型的急性炎症反应中，中性粒细胞首先出现，形成脓疱。以后，出现异物肉芽肿性炎症，最终瘢痕形成。

在暴发性痤疮，炎症非常明显，伴有不同程度的坏死。粉刺少见。消退后常见严重的瘢痕形成。

八、鉴别诊断

需与痤疮做鉴别诊断的病变很多，但是，根据发病年龄、皮损的形态和位置可以使鉴别诊断的范围大大缩小。在新生儿阶段，痤疮必须与其他常见的皮肤病区别。皮脂腺增生发生在大约 50% 健康的新生儿，为淡黄色的丘疹，好发于面颊、鼻梁和前额，很快可自然消退。红痱在婴儿期也很常见，过热或者长期被棉被包裹可以引起短暂的汗管阻塞，从而导致红色的炎性丘疹和脓疱。白色的小而非炎症性的粟丘疹常出现于新生儿的面颊及鼻部，但通常于数月内消退。念珠菌感染有时也会与新生儿痤疮混淆。但前者的炎性丘疹和脓疱分布更广泛。

以粉刺为主的寻常痤疮需与因毛囊阻塞引起的痤疮样疹鉴别。后者包括润发油引起的或职业性痤疮，病史和发病部位可以帮助鉴别诊断。皮脂腺增生在成年人中好发，而在青少年中相对少见，表现为淡黄色、分叶状的丘疹，主要分布在前额与面颊。而单发的、大的黑头粉刺则通常归于 Winer 扩张孔。

滤泡起源的皮肤附属器肿瘤，如毛发上皮瘤、毛盘瘤、纤维毛囊瘤，可表现为多发的面部皮损。它们是非炎症性的。毛发上皮瘤通常聚集于鼻唇沟部位。多发性皮脂腺囊肿好发于胸背部中央，以非炎症性、闭合性的囊性丘疹、结节为特征。这种常染色体显性疾病必须与另一种临床表现相似的疾病——发疹性毳毛囊肿相鉴别。这些小囊肿内包含了多数毳毛，在组织学上是容易见到的。

多发的开放型粉刺需与多种疾病鉴别。Favre-Racouchot 病是由于过度日光照晒所引起，常发生在中老年人。皮疹散在分布于日光性弹性组织变性的部位，主要位于颧颊部位。粉刺样痣表现为成簇的或呈线状分布的开口或闭口粉刺，沿 Blaschko 线分布。它可在出生时或者儿童时期逐渐出现。如果多发毳毛起于一个膨大的小囊口（与角蛋白碎片有关），那么应该诊断为小棘毛囊病。它最常见的发病位置是鼻部。

寻常痤疮的炎性丘疹和脓疱必须与毛囊炎鉴别，包括葡萄球菌性毛囊炎、革兰阴性毛囊炎，以及嗜酸性毛囊炎。由于病变都是在毛囊，鉴别不是那么容易。毛囊炎的皮损形态是单一的，没有粉刺。革兰阴性毛囊炎可与长期口服抗生素治疗的痤疮混淆。典型的炎性丘疹出现在面中央（包括上唇部）、面颊和上躯干部，而假单胞菌（"热水澡桶"）性毛囊炎则出现于下躯干部。HIV 感染病史和显著瘙痒对嗜酸性毛囊炎来说是常见的。

须部假性毛囊炎和项部瘢痕疙瘩性痤疮主要发生于非洲裔家族的男性。酒渣鼻的丘疹好发于颧颊部、下巴、前额，且伴有毛细血管扩张，面部容易潮红的病史也有助于诊断。酒渣鼻通常发病年龄晚于痤疮，但两者可同时在同一个体发生。长时间局部外用激素可以导致酒渣鼻样的外观或口周皮炎，口服激素治疗可以导致以单一形态丘疹、脓疱为主的皮疹，特别是在躯干部位（"糖皮质激素性毛囊炎"）。它可发病于任何年龄，并在停用激素后可自行消退。最后，发生在面部、前胸、后背的神经官能症性表皮剥脱和人为性皮炎很像痤疮，尤其是少女人为痤疮。皮损的线性分布以及临床缺乏原发皮损通常可为诊断提供线索。

七、治疗

完整的病史和体格检查是确定一个适当和有效治疗方案的关键。医师应询问患者所有用于痤疮或其他情况的处方药和非处方药，并记录对它们的临床反应。询问应包括化妆品和遮光剂。在女性患者，月经和口服避孕药史对确定激素对痤疮的影响很重要。体格检查时，应认真记录皮损形态包括粉刺、炎性皮损、结节和囊肿的表现。继发性改变如瘢痕形成和炎症后色素改变也是重要的。患者的肤色和皮肤类型影响外用药剂型的选择。油性皮肤患者倾向选择相对干燥的凝胶和洗剂，而干性皮肤患者则倾向选择乳霜。表 6-2 和表 6-3 列出了痤疮常用的治疗方法。

（一）外用治疗

维 A 酸（全反式维 A 酸）是用于治疗痤疮的第一个外用粉刺溶解制剂。它的作用机制是调节毛囊角化、平复已存在的粉刺、防止新粉刺的形成。维 A 酸还有明显的抗感染特性，可用于粉刺和轻至中度炎性寻常痤疮的单一治疗。外用维 A 酸和过氧苯甲酰或其他外用抗生素联合治疗，能增强疗效。外用维 A 酸能协同增强同时使用的药物对皮脂腺的渗透性。

外用维 A 酸最常见的不良反应是局部刺激。典型的不良反应可见红斑、干燥、脱屑。新发展的递药系统通过受控的缓释而减少刺激，从而可以使用更高浓度的维 A 酸。新的改进包括被维 A 酸浸透的惰性中心体的应用；另有将维 A 酸混合入一种多元醇聚合物（PP-2）。用于痤疮的外用维 A 酸制剂包括阿达帕林、他扎罗汀、维 A 酸或维 A 酸联合克林霉素。

表6-2　寻常痤疮的治疗

	轻度		中度		重度
	粉刺型	丘疹/脓疱型	丘疹/脓疱型	结　节　型	聚合/暴发性
一线	外用维A酸	外用维A酸＋外用抗菌剂*	口服抗生素[†]＋外用维A酸±BPO	口服抗生素[†]＋外用维A酸±BPO	口服异维A酸（可能需要同时口服皮质激素，特别对暴发性痤疮）
二线	可选的外用维A酸壬二酸水杨酸	可选的外用维A酸＋alt.外用抗菌剂壬二酸水杨酸	可选的口服抗生素[‡]＋alt.外用维A酸±BPO/壬二酸	口服异维A酸可选的口服抗生素[‡]＋alt.外用维A酸±BPO/壬二酸	氨苯砜高剂量口服抗生素＋外用维A酸＋BPO
女性患者选择			口服避孕药/抗雄激素制剂	口服避孕药/抗雄激素制剂	口服避孕药/抗雄激素制剂
手术选择	粉刺取出		粉刺取出	粉刺取出，皮损内皮质激素	皮损内皮质激素
治疗抗拒		除外革兰阴性毛囊炎			
		女性患者：除外肾上腺或卵巢功能不全，除外促同化激素或其他加重痤疮药物的使用			

续上表

	轻度		中度		重度
	粉刺型	丘疹/脓疱型	丘疹/脓疱型	结节型	聚合/暴发性
维持	外用维甲酸±BPO				

★抗生素（如克林霉素、琥乙红霉素或乙酰磺胺钠）和（或）BPO。

†四环素衍生物。

‡如阿奇霉素或甲氧苄啶-磺胺甲噁唑。

对治疗无反应时，医师考虑患者无依从性或其他诊断。alt，可选择的：BPO，过氧苯酰胺。

表6-3　寻常痤疮常用疗法

外用疗法	系统疗法
过氧苯甲酰（1）	口服米诺环素（1）
抗生素	口服琥乙红霉素（1）
-克林霉素（1）	口服四环素（1）
-琥乙红霉素（1）	口服多西环素（1）
-乙酰磺胺钠/硫黄（1）	口服避孕药（1）
维A酸类（1）	口服螺内酯（1）
水杨酸（2）	
壬二酸（2）	

循证支持的关键：（1）前瞻性对照试验；（2）回顾性研究或大样本的病例系列研究。

有报道称，在外用维A酸治疗的最初3~4周会出现多数小脓疱，持续使用则会自行消退。角质层变薄和刺激也可能增加使用者对日晒的敏感性，故建议使用防晒剂。由于维A酸的成分对光不稳定，为防止降解，推荐夜间应用。为减少刺激，应从低浓度开始，根据需要增加浓度（或将赋形剂改为凝胶）。最初可隔夜或每三夜外用一次，当耐受后频率可增加。阶梯式通常是每3~4周增高一个浓度。

虽然尚无流行病学资料表明母亲在妊娠期前三个月外用维A酸会导致婴儿先天缺陷的危险率增高，但已有先天缺陷的散发病例报告。由于此原因和维A酸的致畸性，不主张在妊娠期应用。已有研究表明饮食摄入对血清维 A 酸水平的影响比面部应用更大。

人工合成的维 A 酸类阿达帕林是芳香族萘酸衍生物，有特殊的化学结构。它是受体特异性的，与维 A 酸受体 γ（RAR γ）结合。动物实验显示阿达帕林的粉刺溶解作用较维 A 酸的要弱，但刺激性也更小。与维 A 酸不同，阿达帕林对光稳定，且耐受过氧苯甲酰的氧化作用。

他扎罗汀是一类合成的乙炔化维 A 酸，和阿达帕林一样是受体特异性的；当外用后，即转化成它的活性代谢产物他扎罗汀酸。这种代谢产物选择性地结合 RAR γ 而不是 RXR，在治疗痤疮时，它能调节毛囊角化细胞聚合并使角质化正常。他扎罗汀的每日应用和短期接触疗法对治疗粉刺型和炎症性痤疮都有效。他扎罗汀为妊娠 X 类，在给所有育龄女性处方外用他扎罗汀时，应提供避孕咨询。

过氧苯甲酰是减少毛囊内痤疮丙酸杆菌的有效杀菌剂，当它联合其他治疗时特别有效。与外用抗生素不同，微生物对过氧苯甲酰的耐药性尚无报道。在非处方药和处方药中有针对不同皮肤类型的制剂，包括肥皂、洗涤剂、凝胶和洗剂，浓度有 2.5%、5% 和 10%。由于过氧苯甲酰是漂白剂，会使衣物和床上用品变白。也可能发生对过氧苯甲酰的接触性皮炎，患者可发生显著的红斑。

外用抗生素广泛用于痤疮的治疗，可单独或与过氧苯甲酰或维 A 酸类联合。克林霉素和琥乙红霉素为两类最普遍使用的抗生素，剂型包括乳膏、凝胶、溶液和小拭子。

水杨酸是广泛使用的具有粉刺溶解和轻度抗感染作用的制剂，也是一种轻度的化学刺激物，能使皮损变干。水杨酸作为非处方药，浓度最高为 2%，剂型包括凝胶、乳膏、洗剂、泡沫剂和溶液。外用水杨酸的不良反应包括红斑和脱屑。

壬二酸是在谷物中自然发现的二羟酸。作为一种外用乳膏对炎症性和粉刺型痤疮有效。壬二酸通过抑制痤疮丙酸杆菌的生长从而减少炎症性痤疮。它还能逆转受累毛囊的角化过程，具有粉刺溶解的活性。壬二酸的抗感染活性可能比它抗粉刺的活性更大。方法为每天应用两次。局部不良反应比外用维 A 酸类要小。另外，它可能帮助减轻炎症后色素沉着。

磺胺醋酰钠是一种耐受良好的外用抗生素。有 10% 磺胺醋酰钠洗剂，也有 5% 硫黄的复方制剂，还有淡色的制剂。

（二）口服治疗

1. 抗生素　口服琥乙红霉素和四环素或其衍生物多西环素和米诺环素，常用于对外用药物联合治疗无反应的中度至重度炎性痤疮。这些药物的主要作用机制是抑制痤疮丙酸杆菌生长，从而减少细菌生成炎症因子。然而，其中一些抗生素本身也具有抗感染特性。

关于大环内酯类和四环素类的作用机制、推荐剂量和不良反应等。痤疮丙酸杆菌对琥乙红霉素和三种主要四环素类（四环素和多西环素的报道多于米诺环素）的耐药性已有报道。米诺环素是四环素的一种亲脂性衍生物，可能由于对皮脂腺更大的渗透性，它有更强大的功效，然而也有更高的严重不良事件发生率。

2. 激素　激素疗法是女性痤疮患者的二线治疗药物。若不考虑血清雄激素水平是否异常，激素疗法可以是很有效的。虽然患痤疮妇女和女孩的血清雄激素水平可能比不患痤疮的高，但是仍在正常范围内。成年女性的持续性炎性丘疹和结节常发生在面部下方和颈部，激素疗法看来最有效。这些女性的痤疮常在月经期前爆发，包括一些触痛的深在炎性丘疹和结节，通常出现在额头和下颌。这些患者尽管经过不同抗生素多疗程的治疗，仍觉得对痤疮的改善不大。对于这些患者，可停用口服抗生素，用口服避孕药进行激素治疗，因为后者能阻断卵巢和肾上腺产生雄激素。如果已用螺内酯治疗，则推荐使用口服避孕药。由于口服避孕药的潜在危险及需要做乳房和骨盆的检查，应向妇科医生咨询。

为了使发生子宫内膜癌的危险性最小化，多数制剂将雌激素和黄体酮联合。因为黄体酮具有内在的雄激素活性，口服避孕药被设计成包含第二代、低雄激素活性的黄体酮，如双醋炔诺醇、炔诺酮和左旋炔诺酮。更新的第三代黄体酮地索高诺酮、诺孕酯、孕二烯酮具有更低的雄激素活性。

螺内酯作为雄激素受体阻滞剂和 5α -还原酶抑制剂起效。剂量为 50~100mg，每日两次，能减少皮脂生成和改善痤疮。不良反应与剂量相关，包括潜在的高钾血症、月经周期不规则、乳房触痛、头痛和疲乏。然而，高钾血症在年轻健康患者中很罕见。虽然在给予螺内酯的啮齿动物模型中有乳腺肿瘤的报道，但是此药，则并未与人类癌症的发生直接相关联。因为它是一种抗雄激素物质，若孕妇服用此药有男胎女性化的危险。联合螺内酯和口服避孕药能缓解胎儿的潜在危险和不规则月经出血。如果治疗从小剂量（25~50mg /d）开始，也能使不良反应最小化。有效维持量在 25~200mg /d 的范围内。同其他激素治疗相似，临床效果可于 3 个月出现。

回顾 85 位女性应用螺内酯 50~100mg /d 作为单一治疗或标准治疗的辅助治疗资料。最长疗程为 24 个月。接受低剂量螺内酯治疗的女性患者中，33％皮损清除，33％有明显改善，27％部分改善，7％无改善。且治疗耐受性好，报道 57.5％无不良反应，17.5％出现月经不规律，16％出现嗜睡、疲乏、头晕或头痛（中枢神经系统症状）。更少见的不良反应包括乳房触痛、利尿剂效应、体位性低血压和恶心。在 73

名被检患者中，13.7%确定为血钾轻度升高（正常范围 4.8 ~5.3mEq/L），但是不考虑有临床意义。在一些患者中发现如下益处：月经前综合征改善、面部油性减少、子宫内膜异位症疼痛减轻和性欲增高。这些资料提示：

（1）大多数螺内酯的不良反应是剂量依赖性的。

（2）小剂量螺内酯能显著减少月经不规则（最常见的不良反应）的发生。

（3）10%患者可出现中枢神经系统症状，但是表现与剂量不相关。

（4）可发生高钾血症，但与心脏或肾脏疾病无临床关联。

（5）可出现轻微的血压降低，但与体位性症状关联不大。

3.异维 A 酸　自 1971 年来，异维 A 酸（13-顺-维 A 酸）在欧洲用于治疗痤疮。12 年后，FDA 批准其为重度、结节囊肿型、对包括口服抗生素治疗无明显效果痤疮患者的治疗药物。随着时间推移，痤疮的其他临床形式也显示出对异维 A 酸有明显效果。包括对先前治疗（包括口服抗生素）效果不好的痤疮，它们常造成瘢痕，给患者带来精神上的创伤，革兰阴性毛囊炎、面部脓皮病和暴发性痤疮。

当异维 A 酸与脂肪餐共同摄入时，它通过胃肠道吸收最好。异维 A 酸的半衰期大约是 18h。不像外用维 A 酸，异维 A 酸和多种维 A 酸受体的亲和力尚未阐明。目前的假说是异维 A 酸转化成活性代谢物，如全反式或 9-顺式维 A 酸，然后与维 A 酸受体结合。虽然确切的作用机制还不清楚，但异维 A 酸的代谢效应被很好地描述。口服维 A 酸作用于皮脂腺，阻止基底细胞的成熟，导致皮脂腺萎缩，减少 90% 的皮脂生成，导致依赖皮脂中三酰甘油水解成甘油的痤疮丙酸杆菌不能正常生长。还使毛囊角化正常化，使毛囊角化异常这一致痤疮的主要发病环节被显著抑制。

异维 A 酸使用剂量各异，推荐 0.5~2.0mg/（kg·d），使用 16~20 周。虽然低剂量疗法 [0.1mg/（kg·d）] 使用同样周期可得到相等的疗效，但约 40% 患者需要重复治疗。然而，每天低剂量给予更长周期，总累积剂量 120~150mg/kg，能减少复发的风险。1mg/（kg·d）的剂量使用 4~5 个月能达到这一累积剂量。对于炎症反应明显的痤疮患者，较低的开始剂量能在治疗的第一个月防止诱导严重的爆发，一旦痤疮稳定，剂量可增加。在暴发性痤疮或伴严重初期爆发的患者，同时给予泼尼松能抑制爆发的严重度，并有希望阻止不良结果如肉芽组织过度增生。面部脓皮病的患者在开始异维 A 酸治疗前应先给予泼尼松控制症状。

一部分患者对异维 A 酸反应较小或需要增加一个疗程。小于 16 岁的结节囊肿型痤疮患者可能在 2~4 年内需要给予第二或第三个异维 A 酸疗程。如果需要重复疗程，在重新开始异维 A 酸治疗前建议有 2~3 个月的间隙。异维 A 酸的效应可能持续至停药后 5 个月，故甚至需更长的间隔。内分泌异常导致的痤疮患者或非重度痤疮的女性患者不能获得令人满意的结果。瘢痕性结节和窦道作为先前活跃的囊肿型痤疮的后遗症，对异维 A 酸不敏感，需要外科技术来改善这些皮损。

异维 A 酸的不良反应很多，因为事实上维 A 酸受体在人体每一个器官系统中都能找到。最常见的不良反应累及皮肤和黏膜，且是剂量依赖性的，包括唇炎、口鼻黏膜干燥、全身干燥和皮肤脆弱。脱发和湿疹样皮炎发生较少。干眼症常见，伴继发的角膜接触镜不耐受和可能的结膜炎。较少的不良反应包括畏光、夜视力下降、角膜炎和视神经炎。白内障和角膜浑浊的发生较罕见。诱发暴发性痤疮、形成过度增生的肉芽组织和增加皮肤感染（特别是金黄色葡萄球菌）的风险已有报道。可出现胃肠道刺激伴恶心、呕吐和食欲减退，但肝炎是罕见的并发症。

肌痛是异维 A 酸使用中最常见的神经肌肉不适，约 15% 的患者可出现，可伴肌酸磷酸激酶升高。其他报道的神经肌肉不适包括头痛、疲乏和嗜睡。可出现良性颅内高压或假脑瘤，伴恶心、呕吐和视物模糊。与四环素类同用可增加此并发症发生的风险。

最近有关于异维 A 酸和精神病学效应的报告。从 1982 年到 2000 年 5 月，美国食品药品监督管理局（FDA）不良事件报告系统报道了 37 例自杀患者，110 例住院的抑郁症、自杀观念或自杀企图的患者，284 例非住院的抑郁症患者。一项以人群为基础的队列研究比较了异维 A 酸使用者和口服抗生素使用者，发生抑郁症或精神病的相对危险度约为 1.0，表明危险度不增加。一项后来的队列研究也不支持这一关联。需要更进一步的研究来解决这一因果关系。对所有考虑用异维 A 酸治疗的痤疮患者，应该认真查询有否抑郁症和自杀念头的症状和体征。

异维 A 酸对骨的作用是年龄和剂量依赖性的，包括骨肥大，常累及椎体。一些研究表明，这些作用出现在长期使用异维 A 酸治疗的角化性疾病的患者。这些骨改变常出现于延长的疗程中，但也可在开始治疗的 6 个月就出现。接受延长疗程口服维 A 酸治疗的患者需进行系列射线照相。少见的骨骼不良反应包括腱钙化、骨质疏松症、改变的骨重建和骺板提早闭合。后者是一种罕见的并发症，主要见于口服维 A 酸治疗角化性疾病的儿童。

当异维 A 酸用于育龄期女性时，致畸性是一种严重的潜在并发症。迄今为止，致畸性的确切机制尚未被阐明。虽然如此，维 A 酸诱发的胚胎病定义为累及颅面和心脏结构、胸腺以及中枢神经系统的综合征。

为了排除异维 A 酸相关的妊娠，FDA（联合异维 A 酸制造商）在美国制定了强制性的登记制度，针对所有开处方医师、药剂师和接收异维 A 酸的患者。

所有内服异维 A 酸的患者均应进行实验室检查。血清三酰甘油水平升高出现的频率最高（25%~45%的患者），伴总胆固醇水平升高（31%），这些改变常常是轻微的，不需要改变剂量。转氨酶水平也可能升高（11%）。其他多种异常包括白细胞减少、血小板减少、血小板增多和红细胞沉降率升高是罕见的，不需要常规监测。所有这些改变在停药后能消退。

（三）外科治疗

粉刺取出能改善外表，并能帮助提高对粉刺溶解剂的治疗效果。开口粉刺的角质内容物可用粉刺挤出器挤出。常用的有 Schamberg、Unna 和 Saalfield 型粉刺挤出器。利用 18 号针或者 11 号刀片切割闭口粉刺的表面可以让其更易被挤出。对于深、浓缩而持久的粉刺取出则是更好的治疗方法。它应与外用维 A 酸类药物或其他粉刺溶解剂联合治疗以达到最佳的疗效。粉刺取出不应选择炎性的粉刺或者脓头，以防留下瘢痕。光电烙术和电灼疗法也被报道对治疗粉刺有效。电灼疗法因为不需要预先使用局部麻醉剂而更有优势。在另一部分患者，冷冻疗法是粉刺型痤疮的另一种外科治疗选择。

对于位置较深的炎性囊肿损害，皮损内注射糖皮质激素可以迅速改善皮损的外观和压痛感。而较大的结节囊肿性损害则需要在注射皮质激素前切开排脓。用 30 号针对囊肿性损害进行曲安奈德（2~5mg/mL）的注射。每个皮损的激素最大用量不能超过 0.1mL。激素注射的风险包括色素减退（特别是在色素沉着的皮肤）、皮肤萎缩、毛细血管扩张和针头刺入引起的瘢痕。

低浓度的化学换肤术对减少粉刺有效。α-羟酸（包括羟乙酸）、水杨酸和三氯乙酸是三种最常用的制剂。这些脂溶性的粉刺溶解剂通过减少毛囊开口处角质细胞的凝集以帮助粉刺栓的挤出。大多数肤色人在家使用或者在皮肤科医生的指导下使用。高浓度的羟乙酸换肤术（20%~70%，取决于患者的皮肤类型）和较少报道的苯酚换肤术也可以在医院进行。化学换肤术的风险包括刺激和瘢痕形成。

寻常痤疮最让人苦恼的危害是瘢痕形成。可采用皮肤磨削、激光磨削、深度化学换肤术来减少皮肤表面的差异性及平整凹陷性的瘢痕。而对不连续的凹陷性瘢痕，软组织增高术短时间内有效。填充物质包括牛及人胶原、透明质酸和自体脂肪。钻孔移植术是"冰凿型"瘢痕患者的选择。而对大而肥厚或聚集的凹陷性瘢痕，全层皮肤手术切除可以更好地去除瘢痕，以满足其对美容的需求。

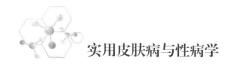

第三节　酒渣鼻

一、定义

酒渣鼻是一种发生于鼻、面中央，以红斑、丘疹、脓疱和毛细血管扩张为特征的疾病，多见于中年人。

二、病因和发病机制

本病病因尚未完全明了。可能由于精神因素、胃肠功能紊乱、辛辣食物刺激、毛囊虫感染、长期应用糖皮质激素等因素致颜面血管运动神经失调、毛细血管长期扩张所致。患部皮脂腺的扩张并不伴有相应的皮脂腺增加，皮脂溢出在其发病中并不重要。毛囊虫感染是酒渣鼻发病的重要因素，但不是唯一因素。近年来发现幽门螺旋杆菌感染可能在酒渣鼻的发病中起一定作用。

三、临床表现

可分为三期，即红斑期、丘疹脓疱期、鼻赘期，但各期之间并无明显的界限，经过缓慢。

（一）红斑期

先是鼻部潮红，以后累及双颊、眉间和颏部，常对称发生，红斑初为暂时性，在进食辛辣食物或热饮、外界温度升高、紫外线照射或情绪激动时加重，反复发作后，变为持久性、特征性红斑和浅表的毛细血管扩张，尤以鼻尖、鼻翼、两颊的浅表毛细血管扩张为著，常伴皮脂溢出。持续数月至数年后向第二期发展。可自觉面部灼热。

（二）丘疹脓疱期

在红斑基础上成批出现针头至绿豆大小的红色丘疹、脓疱，甚至小结节，鼻尖、面颊和颏部的毛囊口明显扩大，皮疹时轻时重，此起彼伏，饮酒、日晒常使皮损加重。少数病例可并发结膜炎、睑缘炎。中年女性患者皮疹常在经前加重。

（三）鼻赘期

仅见于少数患者，几乎均为 40 岁以上的男性，我国较为少见。患者鼻部皮脂腺和结缔组织增生，皮肤不规则粗糙、增厚，鼻部逐渐肥大，更严重者成结节或肿瘤状突起。表面凹凸不平，毛细血管扩张显著，毛囊口更显扩大，皮脂分泌旺盛，致使鼻尖、鼻翼肥大，形成鼻赘。

四、诊断和鉴别诊断

依据鼻部和面中央部发生的充血性红斑、毛细血管扩张、复发性丘疹和脓疱、中年发病、慢性经过、辛辣食物、日晒、可加重等特点可诊断本病。主要与面部激素依赖性皮炎鉴别，后者系长期外用含氟糖皮质激素制剂所致，有皮肤变薄、毛细血管扩张、脱屑等，有时尚有口周皮炎（分布于口罩区的小丘疹、丘疱疹，丘疹平伏后留有红斑脱屑，口唇周围有一狭窄正常皮肤带）改变；根据有长期用药史、皮损稳定而无阵发性加重等特点可鉴别。

五、预防和治疗

（一）一般治疗

禁酒和辛辣刺激性食物，避免日晒，纠正胃肠功能障碍和内分泌失调，避免局部过热、过冷的刺激，避免剧烈的情绪波动等可能引起面部潮红的因素。生活规律，注意劳逸结合。

（二）红斑期治疗

患者可口服氯喹，0.25 克/天，疗程不超过 3 个月，炎症明显时服四环素 0.25g，每日 4 次，炎症消退后逐渐减量维持，连服 3~6 个月。镜检有多数毛囊虫的患者，可内服甲硝唑 0.2g，每日 2~3 次，持续数周。

（三）硫酸锌

100mg，3 次/日，连用 4 个月，可取得较好疗效。

（四）局部治疗

可外用复方硫磺洗剂、1% 的甲硝唑霜，脓疱多时可外用 2%~4% 红霉素醑、1% 林可霉素醑等；也可外用 0.1% 他克莫司软膏。

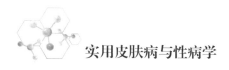

第四节　斑秃

一、定义

斑秃是突然发生的非炎症性、非瘢痕性片状脱发，一般无自觉症状，可发生于全身任何长毛部位。皮损发生于圆形或椭圆形的片状毛发部位，表现为圆形或椭圆形的片状毛发脱落，而脱发区头皮基本正常。

二、病因和发病机制

病因未明。流行病学研究表明该病是一种多基因病，是环境、遗传易感因素等多方面因素相互作用的结果。神经精神因素常是发病的诱因，部分患者可能与精神创伤、焦虑紧张有关。鉴于斑秃处的毛囊下部有 T 细胞浸润，部分患者血中有抗甲状腺、抗胃壁细胞抗体，许多学者认为本病与自身免疫有关。

三、临床表现

按病期可分为进展期、静止期及恢复期。

首先在头部突然发生大小不等的圆形或椭圆形脱发斑。皮损单发或多发，脱发斑境界清楚，脱发区头皮正常，平滑光亮，无炎性红斑、无鳞屑、无瘢痕，一般无自觉症状，常在无意中发现。病情进展时脱发区边缘头发易于拔下，在放大镜下观察，可见其上粗下细，呈惊叹号样。

在进展期，脱发斑数目可增多，范围可扩大，多数发展至钱币大或稍大些就不再扩大。静止期病情停止发展，脱发斑边缘头发不易拔下，大多数患者在脱发静止 3~4 个月后进入恢复期。恢复期有新毛发长出，为细软、色浅的绒毛，逐渐变成粗黑的终毛，并逐渐恢复正常，疾病自然痊愈。

大多数斑秃仅有一片或数片脱发区，可在一年内自愈；少数患者或反复发作，或边长边脱；重者脱发斑数目渐增多，互相融合而成大片状脱发，病程可持续数年；更甚者全头头发脱落称全秃，全身毛发均脱落者称普秃。发生全秃、普秃患者的年龄越小，恢复的可能性亦随之减少。病程长、病情严重的患者，可伴有甲损害。

四、诊断和鉴别诊断

突然发生的头部斑状脱发，头皮正常，无自觉症状，易于诊断。应与假性斑秃鉴别，假性斑秃是一种炎症性、瘢痕性脱发，脱发区头皮萎缩变薄，毛囊口消失，常继发于头皮红斑狼疮、扁平苔藓等炎症性皮肤病。

五、预防和治疗

（一）去除可能的诱发因素

解除思想负担，生活规律，注意劳逸结合。脱发严重者必要时可戴假发以减轻心理负担。

（二）内用药物疗法

对精神紧张、焦虑、失眠的患者给予地西泮、谷维素等。对多发性斑秃可试用泼尼松30~40毫克/天，1~2个月后减量维持。环孢素A 3~6mg/（kg•d），分2次口服，疗程12周，适用于全秀、普秃患者。

（三）外用药物疗法

1. 皮损部位注射　皮损范围较小者，可用泼尼松龙 5mg/mL 或曲安奈德 10mg/mL 加少量 2% 利多卡因局部注射，脱发区内分点做皮内注射，每点注入 0.1mL，每周一次，连用 3~4 次。

2. 糖皮质激素　外涂中、强效糖皮质激素药物，如糠酸莫米松膏、卤米松乳膏等。

3. 米诺地尔溶液　外用促进皮肤充血，改善局部血液循环，促进毛发生长，常用 2~5% 米诺地尔溶液。

4. 他克莫司（FK506）软膏　他克莫司具有较强而特异的免疫抑制和良好的抗炎作用，可促进毛发生长，常用 0.1% 他克莫司软膏。

（四）308nm 准分子激光

308nm 准分子激光是一种新型的中波紫外线光源，治疗机制与诱导 T 细胞凋亡有关。该方法对全秃和普秃无效，但对局限性斑秃有效，安全性高，耐受性好。

（五）局部物理疗法

如梅花针弹刺、0.1% 甲氧沙林外搽的 PUVA 疗法也可酌情选用。

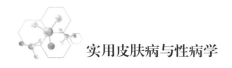
第五节　雄激素性脱发

一、定义

雄激素性脱发（AGA）又称为男性型秃发或早秃，是一种发生在青壮年额部及头顶的渐进性脱发。

二、病因和发病机制

病因尚不完全清楚。目前认为其发生与遗传、雄激素、5α-还原酶、雄激素受体（AR）、生长因子和细胞因子等有关。本病为常染色体显性遗传，患者多有家族发病史，白种人较黄种人发病率高。患者头部脱发区毛囊5α-还原酶活性及其二氢睾酮活性较正常人高，说明本病的发生与雄激素关系密切。男性患者仅额部、顶部有AR，而两颞部、枕部没有AR，雄激素与AR结合后在AR区域发病，因此AR是AGA形成的基本条件。此外，生长因子和细胞因子在毛发生长调控中的作用也逐渐引起人们的高度关注。

三、临床表现

本病男性多于女性，一般在20~30岁发病。先从前额两侧的鬓角开始，逐渐向顶部延伸，头发逐渐细软、稀疏、脱落、额部发际线后退，或头顶头发开始脱落，出现秃顶。脱发继续进行，前额变高，形成"高额"，呈"V"字形秃顶，进而与顶部秃发融合成片。脱发区皮肤光滑、毛孔缩小或遗留少量毳毛。而枕部及两侧颞部仍保留正常的头发。也有从头顶开始脱发者。患者多无自觉症状，但常伴皮脂溢出。

女性患者症状较轻，多表现为头顶头发稀疏，很少累计额颞部，发际线亦不后移。脱发进程一般很慢，其程度因人而异。男性AGA顶部头发可以很少，甚至顶部全部脱落，而50%的女性到50岁，头发可明显稀疏，但不会完全脱落，眉毛、胡须、腋毛，以及身体其他短毛和毳毛的生长不受影响。

四、诊断和鉴别诊断

有家族史，缓慢发展的脱发，多从前额两侧或顶部开始，头皮无异常，常伴皮脂溢出等可诊断。

五、治疗

到目前为止，被美国 FDA 批准治疗 AGA 的药物有米诺地尔和非那雄胺。

（一）米诺地尔

为周围血管扩张药，可改善毛囊周围的微循环，增加皮肤的血流量，还可减少毛囊周围淋巴细胞浸润、促进细胞分裂和延长毛囊生长期。常用浓度为 2~5%。

（二）非那雄胺

为 5α-还原酶抑制剂，美国 FDA 批准用非那雄胺治疗 41 岁以下的青壮年男性 AGA，特别是轻到中度、前额和头顶部脱发的病人。每日口服 1mg，连续服用 12 个月，可使用 24 个月。一般在服药 3 个月后毛发不再脱落，并开始生长。本药不适用于女性、儿童和严重肝病患者。少数情况下可影响男性性功能。

（三）其他药物

抗雄激素药物用于治疗女性 AGA，应选择以雌激素和黄体酮为主要成分的避孕药，如环丙氯地黄体酮与炔雌醇的混合制剂。此外，可外用 5% 环孢素 A 乳膏。

（四）手术疗法

如毛发移植术，将自身枕、颞部的头发移至额顶部脱发区，但移植后的头发还会脱落，需要药物维持。亦可切除脱发区、松解有发区而后缝合，或者进行有发区头皮扩张术后再切除脱发区，视具体情况选择使用。

第七章　性传播疾病

第一节　梅毒

梅毒是由梅毒螺旋体（TP）引起的一种危害性很大的慢性性传播疾病，早期主要侵犯皮肤黏膜，晚期可侵犯心血管、中枢神经系统及全身各器官，产生多种临床表现。

一、病因

梅毒的病原体为梅毒螺旋体，又称苍白螺旋体，是一种微细的螺旋状微生物，有8~14个螺旋，折光性强，透明，不易被染色，在光学显微镜下难以观察，一般用暗视野显微镜进行检查。梅毒螺旋体离开人体难以存活，在干燥的环境和阳光直射下很快死亡，煮沸消毒、肥皂水及一般的消毒剂，如苯酚、乙醇、过氧化氢溶液等可快速杀灭螺旋体。

二、传播途径

梅毒患者是唯一的传染源，有以下几种传播途径：

（一）性接触

主要通过性交传染，肛交或口交也可传播。在性活动过程中，通过细小的皮肤黏膜破损传染。

（二）胎传

患梅毒的孕妇可通过胎盘的血供使胎儿感染螺旋体，产生胎传梅毒。由于绒毛膜滋养层的保护作用，胎传一般发生在妊娠4个月以后。

（三）血源感染

静脉药瘾者共用被污染的针头发生感染，少数患者可由于输入携带有螺旋体的血液或血制品而感染。医疗器械消毒不严或手术过程中的意外损伤也属此类。

（四）其他

极少数患者可通过接触被梅毒螺旋体污染的内衣、被褥、毛巾、剃刀、餐具等日用品或握手等日常接触而感染。

三、梅毒分期

根据感染途径的不同，梅毒分为后天（获得性）梅毒和先天（胎传）梅毒。根据感染时间的长短，分为早期梅毒和晚期梅毒，一般以 2 年为界。

四、临床表现

（一）后天（获得性）梅毒

1. 一期梅毒

（1）潜伏期：通常为 9~90d，平均为 3 周。

（2）皮损特点：一期梅毒主要症状为硬下疳，为直径 1~2cm 的溃疡，圆形或椭圆形，境界清楚，呈牛肉红色，表面清洁，可有少量浆液性渗出，内含大量苍白螺旋体，传染性强。触之质地较硬，似软骨样硬度，故称硬下疳。一般不痛不痒，大多为单发。未经治疗的患者，硬下疳可持续 3~8 周后自然消退，一般不留痕迹。

（3）好发部位：大多数发生于外生殖器部位；男性多见于冠状沟、阴茎、龟头、包皮等处；女性多见于大小阴唇、子宫颈、尿道、会阴等处。生殖器外部位可发生于肛门、直肠、口、舌、扁桃体等部位。

（4）梅毒性淋巴结炎：硬下疳出现 1~2 周后，腹股沟淋巴结可肿大。淋巴结质地较硬，呈纺锤形，无化脓，不破溃，无疼痛。肿大的淋巴结可在硬下疳消退 1~2 个月后自行消退。

2. 二期梅毒

一期梅毒未经治疗或治疗不彻底，在感染 7~10 周后或一期梅毒硬下疳症状消退后 3~8 周，梅毒螺旋体进入血液系统并大量繁殖，引起二期梅毒的临床表现。除皮肤、黏膜损害之外，二期梅毒还可侵犯骨关节、内脏、眼及神经系统等。

（1）皮肤黏膜损害：又称二期梅毒疹，形态多种多样，皮疹泛发，对称分布，好发于掌跖部位，呈铜红色或褐红色，一般无自觉症状。皮损和分泌物中有大量苍白螺旋体，具有很强的传染性。

皮疹：

①斑疹性梅毒疹：又称梅毒玫瑰糠疹，为圆形或椭圆形，玫瑰红色斑片，分布对称，不融合，好发于躯干、四肢近端，无明显自觉症状，可自行消退。发生在掌跖者，为铜红色鳞屑性斑片，边缘固着，中心游离，表现有特征性。

②丘疹性梅毒疹：肉红色或铜红色的半球形浸润性丘疹，表面光滑，好发在面部、躯干、四肢屈侧等。

③脓疱性梅毒疹：少见，多发生于营养不良、身体虚弱的患者。在红色浸润的基底上发生脓疱。

扁平湿疣：

为特殊类型的丘疹性梅毒疹，好发于多汗、皱褶部位，如肛门周围、外阴部等部位，表现为扁平隆起的丘疹或斑块，表面有大量苍白螺旋体，有很强的传染性。

梅毒性秃发：

有虫蚀状斑秃及弥漫性脱发两种类型。虫蚀状斑秃为直径0.5cm左右的秃发，呈虫蛀状表现。弥漫性脱发头发脱落多，稀疏，参差不齐。为非永久性脱发，及时治疗，头发可再生。

黏膜损害：

又称黏膜斑，常与皮损伴发。表现为灰白色斑片，圆形或椭圆形，强行剥离，其下形成表浅溃疡。好发于生殖器或口腔黏膜。

（2）骨关节损害：表现为骨膜炎、关节炎、骨炎、滑囊炎、腱鞘炎或骨髓炎等。

（3）眼损害：可发生虹膜睫状体炎、脉络膜炎、虹膜炎等，造成视力损伤。

（4）神经损害：包括无症状神经梅毒、梅毒性脑膜炎、脑血管梅毒及脑膜血管梅毒。

3.三期梅毒

即晚期梅毒。早期梅毒未经治疗或治疗不充分，经过一定的潜伏期，约有1/3的患者可发生三期梅毒。三期梅毒最早可发生于感染后2年，最长的可在20年后发生。三期梅毒除了侵犯皮肤、黏膜之外，最主要的是侵犯心血管和中枢神经系统。皮损数目少，分布不对称，自觉症状轻微。

（1）三期梅毒皮肤黏膜损害

①结节性梅毒疹：为直径0.3~1.0cm的铜红色皮下浸润性小结节，质地较硬，自觉症状轻微，表面可破溃形成马蹄形溃疡，好发于头部、肩胛部及四肢的伸侧。

②梅毒性树胶肿：是三期梅毒的特征性标志。为皮下深在性结节，中央软化破溃，排出树胶样脓汁，故名树胶肿。破溃后形成马蹄形穿凿性溃疡，好发于四肢伸侧、额部、头面部、臀部等。常单发，自觉症状轻微。

③近关节结节：又称梅毒性纤维瘤，对称分布的圆形或卵圆形结节，性质坚硬，无明显自觉症状。不治疗可持续数年，常发生于肘、膝、髋等大关节周围。

（2）三期骨梅毒：骨膜炎多见，最常侵犯长骨，还可发生骨髓炎、骨树胶肿、骨关节炎等。

（3）三期心血管梅毒：10%~30%未经正规治疗的患者可发生心血管梅毒。多发生在感染10~20年后，可表现为梅毒性主动脉炎、梅毒性主动脉瘤、心肌梅毒树胶肿等。

（4）三期神经梅毒：多在感染3~20年后发病，约占三期梅毒患者的10%，主要为脊髓痨、麻痹性痴呆。

（二）先天梅毒

又称胎传梅毒，是梅毒孕妇体内的螺旋体通过胎盘及脐静脉进入胎儿体内所致。

1. 早期先天梅毒 小于2岁发病者为早期先天梅毒，一般在出生后3周至3个月发病，与后天梅毒的二期皮损相似，有斑疹、丘疹、脓疱等多种表现。在口周及肛周常形成放射状皲裂，具有特征性。早期黏膜损害主要为梅毒性鼻炎、鼻中隔穿孔及鞍鼻等。

2. 晚期先天梅毒 2岁以后发病者为晚期先天梅毒，大多无传染性。皮肤损害与晚期后天梅毒相似，以树胶肿多见。可引起上腭、硬腭穿孔，鼻中隔穿孔而导致鞍鼻。眼损害有间质性角膜炎、视网膜炎、脉络膜炎等。骨损害有骨膜炎、骨性树胶肿等。

标志性损害：

（1）哈钦森齿：半月形门齿，上门齿呈"螺丝刀"状，中央可有半月状缺口。

（2）桑葚齿：第一白齿较小，形如桑葚。

（3）胸锁关节增厚征。

（4）间质性角膜炎：角膜混浊，直至失明，抗梅毒治疗无效。

（5）神经性耳聋：第Ⅷ对脑神经受侵犯而导致，可先有迷路炎，逐渐听力丧失。

（6）哈钦森三联征：哈钦森牙、神经性耳聋和间质性角膜炎合称哈钦森三联征。

（三）潜伏梅毒

梅毒感染者未经治疗或治疗不彻底，无任何临床症状或临床症状消失，梅毒血清反应阳性，而脑脊液正常者称为潜伏梅毒。以感染2年为界，分为早期潜伏梅毒和晚期潜伏梅毒。

五、组织病理

基本病理改变有两种：

1. 血管内皮细胞肿胀、增生的血管内膜炎。

2. 以淋巴样细胞、大量浆细胞浸润为主的血管周围炎；晚期梅毒可见上皮样细胞和巨噬细胞肉芽肿性浸润，有时可有坏死。

六、实验室及其他检查

（一）梅毒螺旋体检测

最简便可靠的方法是暗视野显微镜检查，采集皮损处渗出液或淋巴穿刺液，置暗视野显微镜下观察，可发现活动的梅毒螺旋体。适用于早期梅毒的诊断。

（二）梅毒血清学试验

1. 非梅毒螺旋体抗原血清试验　常用的方法有性病研究实验室试验（VDRL）；血清不加热的反应素试验（USR）；快速血浆反应素环状卡片试验（RPR）。敏感性高，特异性较低，可用作大量人群的筛查，并可做定量试验以观察疗效，判断复发和再感染。

2. 梅毒螺旋体抗原血清试验　常用的方法有荧光螺旋体抗体吸收试验（FTA-ABS）；梅毒螺旋体血凝试验（TPHA）；梅毒螺旋体被动颗粒凝集试验（TPPA）；酶联免疫吸附试验（ELISA）等。敏感性和特异性高，即使经过正规治疗，仍可以持续阳性，常用作确证试验。

3. 脑脊液检查　用于神经梅毒的诊断，包括白细胞计数、蛋白含量测定、VDRL、胶体金曲线等。脑脊液 VDRL 试验对诊断神经梅毒有重要意义。

七、诊断与鉴别诊断

梅毒临床症状多种多样，表现复杂，应该详细询问病史、进行仔细的体格检查、结合相应的实验室检查结果，进行综合的判断分析。

一期梅毒发生硬下疳时，应注意与生殖器疱疹、固定性药疹、贝赫切特综合征、软下疳等相鉴别；二期梅毒主要应与银屑病、玫瑰糠疹、多形红斑等疾病鉴别；三期梅毒则需要和皮肤结核、孢子丝菌病、慢性皮肤溃疡等疾病相鉴别。

八、治疗

梅毒的治疗必须遵循诊断明确、治疗及时、剂量足够、疗程规则的原则，治疗后要严格随访观察，患者的配偶或性伴侣要同时进行检查和治疗。首选青霉素治疗，治疗方案如下：

一期、二期及早期潜伏梅毒用普鲁卡因青霉素，80 万 U / 天，肌内注射，连续10~15d，或苄星青霉素，240 万 U 肌内注射，1 次 / 周，共 2~3 次。青霉素过敏者可口服四环素 2.0 克 / 天，共 15d；或红霉素 2.0 克 / 天，共 15d；或多西环素 0.2 克 / 天，共 15d。

晚期良性、潜伏梅毒及二期复发梅毒用普鲁卡因青霉素，80 万 U / 天肌内注射，连续 20d，可给予第 2 个疗程，疗程间隔 2 周。或苄星青霉素，240 万 U，1 次 / 周，共 3 次。青霉素过敏者可用四环素类或红霉素类药物 30d，剂量同上。

治疗后随访 3 年，第 1 年每 3 个月复查 1 次，以后每半年复查 1 次。

心血管梅毒不用苄星青霉素治疗。为避免吉-海反应，先用小剂量水剂青霉素治疗 3d，第 4 天起普鲁卡因青霉素 80 万 U / 天，肌内注射，15d 为 1 个疗程，共 2 个疗程（疗程间停药 2 周）。青霉素过敏者处理同上。治疗后专科终身随访。

神经梅毒为避免吉-海反应，治疗前一日服泼尼松 10mg，每日 2 次，共 3d。可用水剂青霉素，每日总量 1200 万 ~2400 万 U，分 4~6 次，连续 10d，继以苄星青霉素 240 万 U 肌内注射，1 次 / 周，共 3 次；或普鲁卡因青霉素 240 万 U / 天，肌内注射，同时口服丙磺舒 0.2 克 / 天，分 4 次口服，共 10~14d，接着可用苄星青霉素，240 万 U 肌内注射，1 次 / 周，共 3 次。青霉素过敏者处理同上。治疗后专科终身随访。

九、预后

早期梅毒通过治疗，可以达到临床或血清学的痊愈，晚期梅毒通过治疗可阻止器质性病变的进一步发生和发展，但对已产生的组织破坏和功能丧失是不可逆的。

第二节　淋病

淋病是由淋病双球菌感染所致的泌尿生殖系统的化脓性炎症性疾病。主要通过性交传染。

一、病因与发病机制

病原菌为淋病双球菌，为革兰阴性双球菌，成对排列。侵袭泌尿、生殖系统黏膜的柱状上皮细胞而发病。淋球菌喜潮湿，怕干燥，不耐热，适宜生长温度为 35~36℃，离体后在完全干燥环境下 1~2h 死亡，一般消毒剂或肥皂液均能使其迅速死亡。

二、传播途径

人是淋球菌的唯一天然宿主。淋病主要通过不洁性交传染，少数患者可通过污染的衣裤、毛巾、坐便器等间接感染；患淋病孕妇经产道分娩可引起新生儿淋菌性结膜炎。

三、临床表现

潜伏期一般为1~10d，平均3~5d。临床上通常分为单纯性淋病、有并发症淋病、播散性淋病三种。

（一）单纯性淋病

1. 男性淋菌性尿道炎　此种症状最常见。初期尿道口红肿，自觉轻微刺痛，有少量稀薄透明黏液。24h后出现化脓性前尿道炎症状，尿频、尿急、尿痛，尿道口红肿，有深黄色或黄绿色黏稠脓性分泌物。少数患者可有发热、头痛等全身不适。

2. 女性淋菌性宫颈炎　子宫颈是女性淋病的原发部位，60%患者可成为无症状带菌者。患者有阴道分泌物异常或增多，外阴和阴道内刺痒及烧灼感，偶有下腹部坠痛、隐痛及腰痛；宫颈检查可见宫颈红肿、糜烂，大量黏稠黄绿色脓性分泌物，有宫颈触痛。

3. 女性淋菌性尿道炎　表现为尿频、尿急、尿痛及烧灼感、尿道口充血、排出脓性分泌物。

4. 幼女淋病　由于阴道上皮发育不健全，幼女可表现为弥漫性阴道炎，继发外阴炎，阴道、外阴红肿，有脓性分泌物。多数为接触淋病患者的脓性分泌物或受污染物品而感染。

5. 淋菌性肛门直肠炎　主要见于男性同性恋者或有肛交史者。肛门瘙痒、灼热感，无痛性黏液样脓性分泌物或少量出血。

6. 淋菌性咽炎　主要见于口交者，可表现为急性咽炎或急性扁桃体炎。

7. 淋菌性结膜炎　多见于新生儿，患淋病孕妇分娩时通过产道感染引起。多在出生后2~5d发病，一般为双侧，表现为眼结膜充血，有大量黄白色黏稠脓性分泌物溢出。

（二）有并发症淋病

1. 男性并发症淋病

（1）淋菌性前列腺炎：表现为发热、寒战、会阴坠胀、疼痛不适及排尿困难，直肠指检前列腺肿胀、压痛。

（2）淋菌性精囊炎：急性期表现为发热、尿频、尿痛，终末血尿，直肠指检扪及肿大的精囊，剧烈触痛；慢性期直肠指检可触及发硬的精囊。

（3）淋菌性附睾炎：表现为附睾疼痛和肿胀，多单侧发生，可伴有同侧腹股沟和下腹部的反射性抽痛。

2. 女性并发症淋病　可引起子宫内膜炎、输卵管炎、输卵管卵巢脓肿、盆腔脓肿及腹膜炎。临床上出现下腹坠胀隐痛、腰背酸痛、白带和分泌物增多，月经周期延长、月经量增多等症状。输卵管炎反复发作可导致输卵管狭窄、堵塞，造成宫外孕或不孕。

（三）播散性淋病

淋球菌侵入血液，在全身引起播散性淋球菌感染，引起菌血症、败血症，多脏器受累。

四、实验室及其他诊断

（一）淋球菌直接涂片

取分泌物做革兰染色，找到多形核白细胞内革兰阴性双球菌为阳性。此方法对男性急性前尿道炎敏感性高，对女性淋病敏感性较低，女性应做淋球菌培养。

（二）淋球菌培养及生化试验

标本在 T-M 培养基或 NYC 培养基中，36 ℃，2.5 % ~5 % CO_2 环境下培养24~48h，产生湿润、光滑、半透明的灰白色菌落，如氧化酶试验阳性、糖发酵试验只分解葡萄糖则可确定诊断。

五、诊断与鉴别诊断

根据不洁性接触史、典型的症状和体征，结合实验室检查结果，诊断并不难。男性主要与衣原体感染症、女性主要与念珠菌性阴道炎和阴道毛滴虫病等鉴别。

六、治疗

遵循及时、足量、规则用药的原则，根据不同的病情采用相应的治疗方案。应追踪性伴侣，如有感染，应同时接受治疗。治疗后应进行随访判定治疗效果。具体治疗方案如下：

淋菌性尿道炎、宫颈炎用头孢曲松 250mg，一次肌内注射；或大观霉素 2g（宫颈炎 4g），一次肌内注射；或环丙沙星 500mg，一次口服；或氧氟沙星 400mg，一次口服；或头孢噻肟 1g，一次肌内注射。

淋菌性咽炎用头孢曲松 250mg，一次肌内注射；或环丙沙星 500mg，一次口服；或氧氟沙星 400mg，一次口服。

淋菌性眼炎：新生儿，头孢曲松 25~50mg/kg（单剂不超过 125mg），静脉滴注或肌内注射，每日 1 次，连续 7d；或大观霉素 40mg/kg，肌内注射，每日 1 次，连续 7d；同时应用生理盐水冲洗眼部，每小时 1 次。成人，头孢曲松 1g，肌内注射，每日 1 次，连续 7d；或大观霉素 2g，肌内注射，每日 1 次，连续 7d；同时应用生理盐水冲洗眼部，每小时 1 次。

妊娠淋病用头孢曲松 250mg，一次肌内注射；或大观霉素 4g，一次肌内注射。

禁用喹诺酮类和四环素。

儿童淋病用头孢曲松 125mg，一次肌内注射；或大观霉素 40mg/kg，一次肌内注射。体重大于 45kg 者按成人方案治疗。

淋菌性附睾炎用头孢曲松 250~500mg；或大观霉素 2g，肌内注射，每日 1 次，连续 10d。

淋菌性盆腔炎用头孢曲松 500mg；或大观霉素 2g，肌内注射，每日 1 次，连续 10d。

播散性淋病用头孢曲松 1g，肌内注射或静脉滴注，每日 1 次；或大观霉素 2g，肌内注射，每天 2 次，连续 10d 以上。

若合并有衣原体感染，应在上述药物治疗中加用多西环素 100mg 口服，每天 2 次，连续 7d 以上。

七、预后

治疗结束后 2 周内，在无性接触史的情况下符合如下标准：

（1）症状和体征全部消失。

（2）在治疗结束后 4~7d 复查，淋球菌涂片镜检和培养均为阴性，可判定治愈。部分淋病患者虽已治疗，但泌尿生殖道黏膜尚未修复，或有结缔组织增生，可有排尿或射精时不适，可应用有利黏膜修复的药物，少数患者压力大，表现为恐惧、疑病等，应考虑神经官能症。

第三节　生殖道衣原体感染

生殖道衣原体感染是由沙眼衣原体感染引起的泌尿生殖道炎症，主要通过性接触传染，临床症状较轻微，但可迁延反复。新生儿可通过产道传染，引起新生儿结膜炎及新生儿肺炎。

一、病因与发病机制

衣原体是一种介于细菌和病毒之间的原核生物，沙眼衣原体可分为 18 个血清型，其中 D-K 血清型可引起泌尿生殖系统感染。衣原体不耐热，在 56~60℃下仅能存活 5~10min， − 70℃下可存活数年；0.1% 甲醛液、0.5% 苯酚可将衣原体在短期内杀死。

二、临床表现

（一）病史

多数有不洁性接触传染史，新生儿可经产道感染。

（二）潜伏期

平均1~3周。

（三）男性衣原体性尿道炎

与淋菌性尿道炎症状相似，但较轻。表现为尿道刺痒、烧灼感及排尿疼痛，尿道口轻度红肿，有少量、稀薄的浆液性或脓性分泌物，部分患者仅在晨起时发现尿道口被糊状分泌物封住（称为"尿道糊口现象"），或仅发现内裤有污秽分泌物沾染。未经治疗的生殖道衣原体感染常易并发附睾炎、前列腺炎、Reiter综合征及不育症等。

（四）女性衣原体性宫颈炎（尿道炎）

多数患者无症状或症状轻微，主要表现为白带增多、色黄，有腥味。伴有外阴、阴道瘙痒、烧灼感，下腹部隐痛不适，妇科检查：子宫颈水肿、糜烂。尿道炎时，可有尿频、尿急或轻度尿痛，尿道口轻度红肿，挤压后有少许分泌物。女性可合并输卵管炎、子宫内膜炎、盆腔炎、前庭大腺炎等，可导致宫外孕或不孕。

（五）新生儿结膜炎及新生儿肺炎

孕妇感染衣原体，分娩时经产道感染新生儿，衣原体性结膜炎多在生后5~14d出现，新生儿衣原体肺炎多发生在出生后2~3周。

三、实验室及其他检查

（一）分泌物直接涂片

革兰染色涂片，男性尿道分泌物涂片油镜1000倍视野下平均每视野中≥5个多形核粒细胞、宫颈分泌物涂片油镜1000倍视野下平均每视野中≥10个多形核粒细胞；取晨尿或憋尿4h后的前段尿15mL做尿沉渣检查，高倍镜400倍视野下平均每视野≥10个多形核白细胞。

（二）病原体检测

1. 衣原体细胞培养　技术复杂，价格高，不易普及。

2. 衣原体细胞学检查　用姬姆萨染色或碘染色检测衣原体包涵体，特异性高，但敏感性较差。

3. 酶免疫检查　酶标试验检测血清中的抗衣原体抗体，特异性好，敏感性尚可。

四、诊断与鉴别诊断

根据不洁性接触史，症状与淋病相似、但症状较轻，淋球菌涂片镜检和培养均阴性，白细胞 10~15 个 /400 倍高倍视野，油镜下（1000×）白细胞 ≥ 5 个 /1000 倍高倍视野，可初步诊断本病，有条件者做衣原体检测。男性主要与淋菌性尿道炎鉴别，女性需与淋菌性宫颈炎、生殖器念珠菌病、滴虫性阴道炎等鉴别（表 7-1）。

表7-1 生殖道衣原体感染与淋病的鉴别

	生殖道衣原体感染	淋 病
潜伏期	平均1~3周	平均3~5d
发病	缓慢，症状不明显	急、症状急剧加重
尿痛	较轻，常有尿道刺痒、烧灼感	明显并有尿频
排尿困难	轻或无	多出现
尿道分泌物	量少或无，浆液性或黏液性，稀薄	量多、脓性
全身症状	无	偶有
分泌物G-双球菌镜检	（—）	（＋）
病原体检测	沙眼衣原体	淋球菌

五、治疗

可用多西环素 100mg，每日 2 次，连服 7~10d；或米诺环素 100mg，每日 2 次，连服 10d；或红霉素 500mg，每日 4 次，连服 7d；或琥乙红霉素 800mg，每日 4 次，连服 7d；或阿奇霉素 1g，一次顿服；或氧氟沙星 300mg，每日 2 次，连服 7d。

六、预后

治疗后 1 周复查，自觉症状消失，无尿道分泌物，尿沉渣检查白细胞阴性，可以判断治愈，不必行衣原体检测。预后一般良好，要防止围生期或产后感染以及衣原体感染的远期后果包括输卵管性不育、异位妊娠和慢性盆腔疼痛。

第四节　尖锐湿疣

尖锐湿疣（CA），又称生殖器疣，是由人类乳头瘤病毒（HPV）感染引起的一种性传播疾病。主要通过性接触传染，也可通过间接途径传染。易复发，巨大型 CA

与肛门生殖器恶性肿瘤有关。

一、病因与发病机制

病原体为 HPV，属于乳头瘤病毒属。迄今已发现近 100 个基因型的 HPV，其中与尖锐湿疣相关的有 30 余种，主要是 HPV-6、11、16、18、45、56 型。HPV 易在温暖、潮湿的环境中存活。包茎或包皮过长、生殖器炎症、妊娠、恶性肿瘤或自身免疫性疾病等情况下易患 CA 并易复发。

二、临床表现

（一）潜伏期

一般为 1~9 个月，个别可达 1 年，平均 3 个月。

（二）好发部位

好发于生殖器部位皮肤、黏膜交界处。男性多见于龟头、冠状沟、包皮系带、尿道口及阴茎部、肛门和直肠等部位；女性多见于大小阴唇、阴道口、阴蒂、会阴、宫颈、尿道等部位。亦可见于口腔等生殖器以外的部位。

（三）皮损

初起为肉色或淡红色丘疹，小而柔软，逐渐增大增多，表面凹凸不平，互相融合形成湿润的乳头状或菜花状突起，摩擦部位可发生糜烂、渗液，干燥部位的疣体常呈肉色或灰褐色扁平疣状。少数尖锐湿疣可过度增生为巨大型尖锐湿疣。部分患者肉眼未发现明显疣体，但醋酸白试验阳性，称为亚临床感染。

（四）症状

大多数患者无明显自觉症状，少部分有瘙痒、烧灼感、白带增多等。

三、组织病理

表皮轻度角化过度及角化不全，显著棘层肥厚和乳头瘤样增生；颗粒层和棘层上部可见片状或成群分布的空泡细胞，胞质淡染，核大浓染或固缩。真皮水肿，毛细血管扩张，周围有慢性炎性细胞浸润。

四、实验室和其他检查

（一）醋酸白试验

用 3%~5% 的醋酸液涂患处，3~5min 后观察，病灶局部变白者为阳性。

（二）细胞学检查

阴道宫颈等组织涂片检查空泡细胞和角化不良细胞。

五、诊断与鉴别诊断

（一）尖锐湿疣的诊断主要依据

（1）有不洁性接触史、配偶感染史或间接感染史。

（2）典型的临床表现。

（3）组织病理：有 HPV 感染特征性的空泡细胞等病理学特点。

（4）醋酸白试验阳性。

（二）应注意与以下疾病鉴别

1.扁平湿疣　为二期梅毒的特征性皮疹，生殖器部位暗红色浸润性斑块，表面光滑，少量渗液，含有大量的苍白螺旋体，梅毒血清学试验强阳性。

2.女性假性湿疣　发生于小阴唇内侧，鱼子状小丘疹，表面光滑、柔软，淡红色或正常黏膜颜色，无自觉症状，醋酸白试验阴性。

3.阴茎珍珠状丘疹　沿阴茎冠状沟排列成一行或数行、互不融合的针尖大小的丘疹，无自觉症状，醋酸白试验阴性。

还应与鲍温病样丘疹病、皮脂腺异位，以及生殖器鳞状细胞癌等鉴别。

六、治疗

（一）外用药物治疗

1.0.5% 足叶草毒素酊　外用，每日 2 次，连用 3d、停药 4d 为 1 个疗程。可用 1~3 个疗程。有致畸作用，孕妇禁用。

2.10%~25% 足叶草毒酯酊　外涂疣体后 4h 洗去，每周 1~2 次，注意保护周围的正常皮肤、黏膜，用药 6 次未愈则应改用其他疗法。有致畸作用，孕妇禁用。

3.5% 咪喹莫特霜　外用，每周 3 次，用药 6~10h 后洗掉，最多使用 16 周。

4.5% 5-FU 软膏或 5-FU 溶液外涂疣体，每日 2 次。

5.其他　3% 酞丁胺霜、50% 氯醋酸溶液、2%~8% 秋水仙碱溶液等也可应用。

（二）物理疗法

可用 CO_2 激光治疗；冷冻治疗；电凝或电灼治疗。对疣体面积不大、数目不多的患者，疗效较好。5-氨基酮戊酸光动力疗法（ALA-PDT）对阴道、肛管内的疣体有较好疗效。

（三）手术治疗

适用于单发带蒂的或巨大尖锐湿疣。

（四）内用疗法

对于复发性、顽固性 CA，可全身应用各种免疫调节剂。

七、预后

预后一般良好，治愈率较高，但各种治疗均有复发可能。巨大型 CA 有发生肛门生殖器恶性肿瘤的可能。

第五节 生殖器疱疹

生殖器疱疹（GH）是由单纯疱疹病毒（HSV）感染引起的一种常见的性传播疾病。主要通过性接触传染，也可通过胎盘或产道感染传染给胎儿或新生儿。HSV 感染还与女性宫颈癌的发病密切相关。

一、病因与发病机制

单纯疱疹病毒可分为 HSV- Ⅰ 和 HSV- Ⅱ 两个亚型。90% 的生殖器疱疹由 HSV- Ⅱ 引起，10% 由 HSV- Ⅰ 引起。人是 HSV 的自然宿主，HSV 存在于皮肤、黏膜的渗出液、前列腺液、精液、阴道分泌物中。人初次感染 HSV 后，先在感染部位引起原发性生殖器疱疹，残存的 HSV 潜伏在腰骶背根神经节的感觉神经细胞内以逃避机体免疫作用，当机体免疫功能下降，潜伏的病毒被激活导致症状复发。

二、临床表现

（一）原发性生殖器疱疹

潜伏期 1~3 周，初发损害为外生殖器或肛门周围一个或多个散在的小丘疹，很快变成簇集的水疱。男性好发于阴茎包皮、冠状沟和龟头黏膜，女性多见于大小阴唇、阴阜、阴蒂等处。水疱破溃后形成糜烂或浅表性溃疡，局部往往有疼痛、刺痛的感觉，病程一般 10~14d，最后结痂自愈，可伴有腹股沟淋巴结肿大，部分患者可有低热、头痛、乏力、关节酸痛等全身症状。

（二）复发性生殖器疱疹

原发性生殖器疱疹消退后 1~4 个月，在原发部位，疱疹可复发，出疹前患者常有局部灼烧感、针刺感或感觉异常，继以发生水疱，复发性生殖器疱疹的全身症状和皮损一般比原发性生殖器疱疹轻，病程也相对较短。

三、实验室及其他检查

（一）血清学诊断

用被动血凝试验和间接免疫荧光试验检测血清中的抗 HSV 抗体，IgM 阳性表示有近期感染，IgG 阳性表示曾感染过单纯疱疹病毒。

（二）细胞学检查

取疱疹渗出液涂片检查可见多核巨细胞和核内嗜酸性包涵体。

（三）组织病理学检查

表皮内多房性或单房性水疱，疱内可见棘层松解细胞，有气球状变性、网状变性，真皮水肿，真皮内有不同程度的炎症细胞浸润。

四、诊断与鉴别诊断

根据不洁性接触史、生殖器部位群集的水疱，有瘙痒或灼热感、可自愈、反复发作等特点，一般不难诊断，如有必要，并有相应的实验条件，可做实验室检查以明确诊断。需要与以下疾病相鉴别：一期梅毒硬下疳、软下疳、固定型药疹、贝赫切特综合征、外阴部位的带状疱疹等。

五、治疗

注意休息，避免疲劳，不酗酒，避免性生活过度；孕妇患生殖器疱疹，分娩前有活动性病灶时，应选择剖宫产进行分娩。

（一）内用药物治疗

1. 原发性生殖器疱疹　可用阿昔洛韦 200mg，每日 5 次，连服 7~10d；或伐昔洛韦 300mg，每日 2 次，连服 7~10d；或泛昔洛韦 250mg，每日 3 次，连服 5~10d。

2. 复发性生殖器疱疹　最好在出现前驱症状或损害出现 24h 内开始治疗。可用阿昔洛韦 200mg，每日 5 次，连服 5d；或伐昔洛韦 300mg，每日 2 次，连服 5d；或泛昔洛韦 125~250mg，每日 3 次，连服 5d。

3. 频繁复发（1 年复发 6 次以上）　为减少复发次数，可用抑制疗法。可用阿昔洛韦 400mg，每日 2 次；或伐昔洛韦 300mg，每日 1 次；或泛昔洛韦 125~250mg，每日 2 次。均连服 4 个月到 1 年。

（二）外用药物治疗

局部外用 3% 阿昔洛韦乳膏、1% 喷昔洛韦乳膏或酞丁胺霜等，保持患处清洁、干燥，如有糜烂、渗液，可用硼酸溶液或雷天奴尔溶液湿敷。

六、预后

生殖器疱疹为一终身性复发性疾病，无彻底根治的方法，但大多数患者可取得较好的临床疗效。对有生殖器疱疹病史或有 HSV 感染的孕妇，应预防新生儿疱疹的发生。

第六节 软下疳

软下疳是由杜克雷嗜血杆菌引起的一种经典性病，主要通过性接触传染。临床特点为急性、疼痛性、多发性外生殖器溃疡，常伴有腹股沟淋巴结肿大、化脓，甚至破溃。

一、病因与发病机制

杜克雷嗜血杆菌为革兰染色阴性的短杆菌，呈短棒状，两端圆钝。呈鱼群状或链状排列于细胞外，或成团排列于细胞内。此菌不耐热，65℃即可被迅速杀灭，低温下可长期存活。

二、临床表现

潜伏期 3~14d，平均 4~7d。初发皮损为外生殖器部位的炎性丘疹，1~2d 迅速变为黄豆大脓疱，脓疱破溃后形成潜行性溃疡，境界清楚，穿凿状，疼痛明显。溃疡基底柔软，易出血，上覆浅黄色脂样苔藓或脓性分泌物及坏死组织。溃疡最初 1~2 个，由于自身接种可在原发皮损周围发生成簇的卫星灶溃疡。男性好发于冠状沟、龟头、包皮及包皮系带、肛门，女性好发生于大小阴唇、阴道口、阴蒂系带、尿道、肛门、会阴和子宫颈等处。50%~60% 的患者可发生腹股沟淋巴结炎，多见于男性患者。一般在原发损害后 1~2 周发生，多为单侧，表面红肿，有波动感，易破溃，创口呈鱼嘴状外翻，流出黏稠脓汁，中医称为"鱼口"。愈后留有瘢痕。

本病一般不发生血行播散，但可继发局部厌氧菌和（或）需氧菌感染。合并梅毒感染者称为混合下疳，表现为软下疳感染后半个月至 1 个月，原有皮损愈合后发生硬下疳皮损。

三、诊断与鉴别诊断

根据当地流行病学情况及不洁性接触史，外生殖器单个或多个疼痛性溃疡，溃疡基底部分泌物或腹股沟淋巴结内容物中检查发现革兰阴性短杆菌，结合细菌培养或免疫荧光快速检测等方法，梅毒检查阴性，可做出诊断。

本病应与可引起生殖器部位溃疡的其他疾病（如硬下疳、生殖器疱疹、贝赫切特综合征等）鉴别。

四、治疗

（一）内用疗法

应根据药敏试验结果选用敏感抗生素治疗。可选用阿奇霉素 1.0g，一次口服；或红霉素 500mg，每日 4 次，连服 7d；或环丙沙星 500mg，每日 2 次，连服 3d；或头孢曲松 250mg 或大观霉素 2.0g，一次肌内注射。

（二）外用疗法

溃疡面用 1：8000 高锰酸钾或过氧化氢溶液清洗，每天 2 次，然后外用红霉素或莫匹罗星软膏。淋巴结切忌切开引流，应从邻近正常皮肤处潜行进针反复抽取脓液，再用磺胺药注入腔内，加以包扎。

五、预后

本病一般预后良好，对治疗后临床症状无明显改善者，应考虑对所用抗生素耐药或同时合并其他性传播疾病（STD）可能。

第七节　艾滋病

艾滋病全称为获得性免疫缺陷综合征（AIDS），是一种由人类免疫缺陷病毒（HIV）感染引起的传染病，主要通过性接触、输血或应用血制品以及母婴垂直传播。HIV 侵犯辅助性 T 细胞（CD_4^+细胞），造成人体细胞免疫功能缺陷，引起各种机会性感染和恶性肿瘤的发生，最终造成患者死亡。1981 年在美国首先发现，目前无特效疗法。

一、病因与发病机制

AIDS 的病原体是人类免疫缺陷病毒，属于反转录病毒科的慢病毒属，是一种典型的 C 型 RNA 病毒。HIV 根据血清学分型，可分为 HIV-1 和 HIV-2 两型，HIV-1 是 AIDS 的主要流行型，HIV-2 在少数非洲国家流行。HIV 对外界抵抗力差，离开人体后不易存活；HIV 对热敏感，在 56℃经 30min 可灭活，各种消毒剂对 HIV 有良好的灭活作用。

HIV 进入人体后，病毒外层的包膜蛋白 gp_{120} 与 CD_4^+ 细胞表面的 CD_4 受体结合，攻击辅助性 T 细胞，辅助性 T 细胞被大量破坏、功能受损，引起人体细胞免疫功能缺损。

二、传播途径

（一）传染源

传染源为艾滋病患者及 HIV 携带者。无临床症状而血清 HIV 抗体阳性的感染者是重要的传染源。有传播作用的是血液、精液和宫颈分泌液，乳汁也能使婴儿受感染。

（二）传播途径

1. 性接触 这是艾滋病的主要传播途径，包括异性性行为及同性性行为。

2. 血源传播

（1）输入被 HIV 污染的血液及血制品。

（2）与静脉药瘾者共用 HIV 污染的针头及注射器。

（3）移植 HIV 感染者的器官、接受 HIV 感染者的人工授精等。

（4）接触被 HIV 污染的医疗器械及其他用具等。

3. 母婴垂直传播 又称围生期感染。感染 HIV 的孕妇通过胎盘或分娩时经过产道传染给胎儿，少数通过母乳喂养等传染给新生儿。

目前无证据表明 HIV 可以通过空气、食物、汗液、泪液、昆虫叮咬、握手等方式传染。

三、临床表现

（一）潜伏期与"窗口期"

1. 潜伏期 是指从感染 HIV 起，到出现 AIDS 的症状和体征的时间。一般是 2~15 年，成人平均 29 个月，儿童平均 12 个月。

2. 窗口期是指从感染 HIV 到体内形成抗 HIV 抗体所需要的时间。人体感染 HIV-1 后，一般在 5 周左右出现 HIV 抗体阳性，平均为 45d。有时窗口期可长达 2~3 个月。

（二）HIV 感染临床分期

1. 急性 HIV 感染期 感染初期多无任何症状，少数在感染后 3~4 周出现非特异性的临床表现，表现为发热、淋巴结肿大、肌肉关节酸痛、肝脾大等。症状持续 2~3 周，可自行缓解，因症状轻微，常不引起重视。

2. 无症状 HIV 感染 短至数月，长至 20 年，平均 8~10 年。大多数患者无症状，仅少数患者持续全身淋巴结肿大，查血清抗 HIV 抗体阳性，$CD_4{}^+$ T 淋巴细胞、$CD_4{}^+/CD_8{}^+$ 比值在正常范围。

3. 艾滋病期　血清抗 HIV 抗体阳性，$CD_4{}^+$细胞明显下降，低于 $0.2 \times 10^9/L$。患者持续不规则发热超过 1 个月；慢性腹泻多于 4~5 次 / 天，体重 3 个月内下降超过 10%；持续原因不明的全身淋巴结肿大；常合并各种机会性感染（如口腔念珠菌感染、卡氏肺囊虫肺炎、隐球菌脑膜炎等）和肿瘤（如 Kaposi 肉瘤、淋巴瘤等），此期患者未经治疗，平均生存期为 12~18 个月。

（三）HIV 感染的皮肤表现

超过 90% 的 HIV 感染者或 AIDS 患者可出现皮肤症状，皮损可发生于病程的任何阶段。可表现为非感染性皮损、感染性皮损和皮肤肿瘤。

1. 非感染性皮损　皮损多形性，可类似于脂溢性皮炎、毛细血管扩张症、获得性鱼鳞病、银屑病、光敏性皮炎、玫瑰糠疹、多形红斑及痤疮样皮损，病情比普通患者更为严重。

2. 感染性皮损　表现为各种病原微生物的感染，但病情较一般患者严重。

（1）口腔黏膜毛状白斑：特异性高，是 HIV 感染的早期体征，表现为口腔黏膜稍隆起的白膜。

（2）病毒及细菌等感染：带状疱疹和单纯疱疹、各种疣、隐球菌病、巨细胞病毒感染、口腔念珠菌病、分枝杆菌感染等。

（3）严重的毛囊炎、皮肤疖肿和浅部真菌感染。

3. 皮肤肿瘤

（1）卡波西肉瘤（KS）：皮损开始为粉红色斑疹，以后颜色变暗，形成棕黑色的斑疹或斑块，最后形成出血性皮损和结节。常见于面部、躯干、四肢。

（2）淋巴瘤：非特异性的斑块、丘疹或结节，依靠组织病理学检查来确诊。

（3）其他：包括恶性黑色素瘤、鳞状细胞癌、生殖器癌、基底细胞癌、鲍温样丘疹病等。

四、实验室及其他检查

（一）HIV 检测

用外周血淋巴细胞进行病毒分离培养或检测 HIV 抗原，操作复杂，价格昂贵，不易普及。

（二）HIV 抗体检测

我国现阶段 HIV 实验室检查主要为 HIV 抗体检测，先做初筛试验，若为阳性再做确证试验。初筛试验包括酶联免疫吸附试验（ELISA）、明胶颗粒凝集试验（PA）、免疫酶法（IE）、免疫荧光检测法（IF）、乳胶凝集试验（LA）等；确证试验采用蛋白印迹法（WB）。确证试验阳性者才能确定为 HIV 感染。

（三）免疫缺陷检测

（1）外周血淋巴细胞计数 $< 1 \times 10^9/L$。

（2）$CD_4{}^+$ 细胞计数 $< 0.2 \times 10^9/L$。

（3）$CD_4{}^+/CD_8{}^+ < 1$。

五、诊断

（一）急性 HIV 感染

1. 病史

（1）同性性行为或多个异性伴侣史，或配偶或性伴侣抗 HIV 抗体阳性。

（2）有静脉吸毒史。

（3）用过进口Ⅷ因子等血液制品。

（4）与 HIV/AIDS 患者有密切接触史。

（5）有过梅毒、淋病、生殖道衣原体感染等性病史。

（6）出国史。

（7）抗 HIV 阳性者所生的子女。

（8）输入未经抗 HIV 检测的血液。

2. 临床表现

（1）有发热、乏力、咽痛、全身不适等上呼吸道感染症状。

（2）个别有头痛、皮疹、脑膜脑炎或急性多发性神经炎。

（3）颈、腋、枕部有肿大淋巴结类似传染性单核细胞增多症。

（4）肝脾大。

3. 实验室检查

（1）周围血粒细胞及淋巴细胞总数起病后下降，以后淋巴细胞总数上升，可见异型淋巴细胞。

（2）$CD_4{}^+/CD_8{}^+ < 1$。

（3）抗 HIV 抗体由阴性转为阳性者，但一般要经 2~3 个月才转阳性，最长可达 6 个月，在感染窗口期抗体阴性。

（4）少数病人初期血清 P_{24} 抗原阳性。

（二）无症状 HIV 感染

1. 流行病学史 同急性 HIV 感染。

2. 临床表现 常无任何症状及体征。

3. 实验室检查

（1）抗 HIV 抗体阳性，经确证试验证实者。

（2）CD_4^+ 淋巴细胞总数正常，$CD_4^+/CD_8^+ < 1$。

（3）血清 P_{24} 抗原阴性。

（三）AIDS

1. 流行病学史 同急性 HIV 感染。

2. 临床表现

（1）原因不明的免疫功能低下。

（2）持续不规则低热多于 1 个月。

（3）持续原因不明的全身淋巴结肿大（淋巴结直径大于 1cm）。

（4）慢性腹泻每天多于 4~5 次，3 个月内体重下降超过 10%。

（5）合并有口腔念珠菌感染、卡氏肺囊虫肺炎、巨细胞病毒感染、弓形体病、隐球菌脑膜炎、进展迅速的活动性肺结核、皮肤黏膜的卡波西肉瘤、淋巴瘤等。

（6）中、青年患者出现痴呆症。

六、治疗

目前尚无有效的治疗方法，治疗包括以下几方面：

1. 抗 HIV 治疗 阻止 HIV 在体内复制、繁殖：

（1）核苷类反转录酶抑制药（NRTI）：齐多夫定（AZT）是目前最有效制剂，长期应用后主要副作用有骨髓抑制和肌病，且可诱导 AZT 耐药病毒株；去羟肌苷（DDI）、扎西他滨（DDC），副作用主要有周围神经炎、口炎及肾脏损害。

（2）蛋白酶抑制药：如沙奎那韦、英地那韦、利托那韦等。

（3）非核苷类反转录酶抑制药（NNRTI）：如奈韦拉定（NVD）、台拉维定（DVD）等。高效抗反转录病毒治疗法（HAART），又称"鸡尾酒"疗法，由华裔科学家何大一于 1996 年提出，应用蛋白酶抑制药与反转录酶抑制药联合治疗，取得了良好疗效。

2. 免疫调节剂 可选用 IL-2、α-干扰素、粒细胞集落刺激因子、丙种球蛋白等调节免疫治疗。

3. 各种机会性感染 可针对病原微生物选择敏感药物进行治疗。

4.恶性肿瘤 可采用联合化疗或放射治疗。

5.疗法支持疗法及对症处理。

6.中医中药 紫花地丁、甘草素等中药有抑制 HIV 复制的作用，或人参、当归、黄芪等具有调节机体免疫功能的作用。

七、预后

本病目前尚无特效治疗手段，经过有效的抗 HIV 治疗，可延长从 HIV 无症状感染期发展成艾滋病期的时间，未经治疗的艾滋病患者，平均生存期为 12~18 个月。

第八章 皮肤外科围手术期的护理

第一节 皮肤外科术前的护理

一、评估

（一）一般状况

（1）评估患者的饮食、睡眠、生活及卫生习惯，有无吸烟、饮酒嗜好，自理能力，女性患者的月经情况。

（2）评估患者的健康状况，有无上呼吸道感染或潜在疾病，有无传染病及传染病接触史，是否有瘢痕体质等。

（3）评估患者的机体营养状况，有无营养不良、肥胖等。

（二）病情与用药

（1）评估患者既往病史，有无心、肺、肝、肾等重要脏器的疾病，了解目前疾病的治疗情况。

（2）评估患者用药史、过敏史，特别是近期是否使用抗凝药、强心剂、降压药、降血糖药、镇静药、镇痛药和激素类药物，了解用药剂量及时间。术前1周是否停服活血药物和抗凝药物，如丹参、华法林、阿司匹林、维生素E等。

（三）心理状态

（1）评估整形美容患者的精神状况、情绪状态、人格类型，了解患者对此次手术的目的和要求。

（2）评估患者对手术、疼痛的耐受程度，有无紧张、焦虑、恐惧等不良情绪。多与患者交谈，介绍手术及麻醉方式，耐心解答患者的疑问，以减少患者的不良情绪，配合手术。

（3）行皮肤扩张器埋置术的患者，术前应告知可发生暂时性外貌形象的改变，术后需多次向扩张器内注入生理盐水，注液后可发生不适感，应做好心理疏导。

二、术前准备

（一）一般准备

（1）根据需要，医生为患者做局部画线设计，护士协助拍照，留取医学资料，便于评价手术效果，嘱患者在画线前不要使用护肤品。

（2）术前 1 日患者需要理发、沐浴、剪指甲、更换衣裤。

（3）局部浸润麻醉患者，一般不需要禁食、禁饮。术前 1 日，晚餐进食易消化食物，如粥、面条、麦片等不易导致胀气的食物。如肛门、会阴部手术者按医嘱术前 1~2 天进流食，以利于大便通畅。

（4）术前 1 日，手术室护士按照手术通知单对患者进行术前访视。

（二）常规准备

（1）完成术前检查，包括血常规、尿常规、肝肾功、凝血时间、血型、B 超、心电图、X 线等，及时收集整理各项检查结果，做好手术前、后影像资料的收集。

（2）皮肤肿瘤患者糜烂面需做细菌、真菌培养时，应在未处理创面及未使用药物前采样。

（3）做药物过敏试验，将结果告知患者及其家属，并用红笔明确标注于医嘱单和其他执行单及卡片上，常规术前应用抗生素。

（4）术前 1 日沐浴后备皮，对不能自理者，应协助患者清洁术区皮肤后备皮：

①发际内切口手术：男性患者可剃光头，女性患者沿手术切口剪除一条宽 5~6cm 的头发，术前用 0.1% 苯扎溴铵溶液洗头 3 次，其余头发编小辫束起。

②耳部手术：发际上环耳剪除 6~7cm 头发。

③眼部手术：术前 2~3d 用生理盐水冲洗结膜腔或使用氯霉素滴眼液，每日 3 次。无须剪去眉毛和睫毛。

④鼻部手术：术前 2~3d 用抗菌药液滴鼻，术前 1 日剃除胡须，剪除鼻毛。

⑤口腔手术：术前 2~3d 用生理盐水漱口，每日 3 次于餐后漱口，术前应刷牙。

⑥乳房手术：术前 1 日洗澡，并于立位设计切口画线。乳房缩小者需配血。

⑦肛门及会阴手术：术前 1 日洗澡，备皮。

⑧体形美容手术：术区邻近会阴和腋窝应剃毛。

（三）特殊准备

（1）对于较大手术，术中需输血者，应做血型鉴定及交叉配血试验，备好适量血液。

（2）全麻、椎管内麻醉的患者，术前 8~12h 禁食，4~6h 禁饮；儿童（3 岁以内）术前禁食 4h，术前 2h 停止喂水。

（3）全麻、椎管内麻醉的患者，术前晚遵医嘱灌肠。

（4）对于较大的手术，术前晚遵医嘱给予镇静或安眠药物，如地西泮（安定）等，保证充足的睡眠。

（5）对于感染创面如外伤肉芽肿、深部真菌溃疡、慢性溃疡等，术前3日应用1：8000高锰酸钾溶液或0）5％碘伏溶液泡洗患处，每日2次，每次15~20min。

三、手术日晨准备

（1）核对患者、病历（各项检验报告单、交叉配血报告单、手术知情同意书）。

（2）检查患者准备情况，包括备皮、术前用药、睡眠、饮食、心理状态、女性患者月经情况，月经期暂缓手术。

（3）全麻患者术前30min肌注阿托品或东莨菪碱，减少呼吸道分泌物，保证手术中呼吸道通畅，稳定患者情绪。

（4）局部麻醉手术的患者，应根据年龄、部位、病情于术前1h局部外涂表面麻醉剂软膏，以缓解术中疼痛，利于手术进行。

（5）测量患者体温、脉搏、呼吸、血压、体重，并记录于体温单上。

（6）取下活动性义齿、眼镜、首饰、手机等，贵重物品交由家属保管。

（7）送手术室前，嘱患者排尿、排便。

（8）备齐用物、病历、胸带或腹带、X线片，送患者入手术室，如术前用镇静剂的患者，使用有约束带的平车护送，注意患者的安全，防止坠床、跌倒。

（9）更换床单，根据麻醉种类铺暂空床或麻醉床，根据需要备氧气、心电监护仪等物品及抢救药品，做好患者术后返回病房的准备。

第二节　皮肤外科术后的护理

一、一般护理

（一）床头交接

（1）按手术方式、麻醉方式进行床头交接。

（2）责任护士核对患者姓名、腕带、病志、患者用物等。

（3）检查患者意识状态、全身皮肤情况、术区敷料、引流管、输液等。

（二）卧位护理

（1）根据麻醉方式及手术部位，按医嘱采取适当体位。

（2）全麻、椎管内麻醉的患者术后应去枕平卧 6h，头偏向一侧，防止呕吐物误吸，引起窒息；颈部手术，应用软枕垫高患者肩部，使头略后仰。

（3）局部麻醉的患者，根据手术部位采取舒适体位，胸腹部手术，取半卧位，双膝下垫软枕使双膝微屈，利于放松腹部肌肉；头面部手术，取头高足低位；四肢手术应抬高患肢，利于静脉回流，减轻手术部位的肿胀。

（4）协助患者翻身、更换体位时，应检查患者受压部位的皮肤情况，预防压疮。

（三）饮食护理

（1）局麻术后即可给予普食，忌辛辣腥发刺激性食物，禁烟、酒。全麻患者术后 6h 无恶心、呕吐者，排气后遵医嘱给予软质饮食，未排气者应禁食、禁水。

（2）鼓励患者加强营养，进食高蛋白、高热量、高维生素饮食，少食多餐，避免辛辣腥发刺激性食物。

（3）口周、下颌部手术的患者术后给予流质饮食，需限制咀嚼和吞咽动作，必要时用吸管或注射器注入流食，避免污染切口，保持口腔清洁。

（四）心理护理

术后应经常巡视患者，认真倾听患者主诉，了解患者的病情及心理状态，护士应耐心、细致地解答患者的疑问，对于有不良心理反应的患者，做好心理疏导，对于疼痛的患者应指导患者放松，转移注意力，采用非药物疗法止痛，如音乐疗法等。

（五）术后访视

术后 1~3d 内，护士进行患者术后访视，征求患者的意见，改进护理工作。

二、病情观察

（一）生命体征

（1）全麻术后使用心电监护仪监测、使用、装置吸氧至病情平稳。危重及血压不稳定的患者，每 30 分钟观察并记录 1 次生命体征，病情平稳后，每 1~2h 观察记录 1 次。

（2）根据手术部位及麻醉方式，观察患者的精神状况、意识、患肢的感觉及血运等。术后 3 天，每日 4 次测量生命体征并做好记录，如有发热，应继续监测直至体温恢复正常后 3 天。

（3）较大手术或小儿的整形手术，一般在术后 48h 内，体温达 38℃左右即术后热，以后逐渐恢复正常，若体温 ≥ 38.5℃，按高热护理，做好护理记录。鼓励患者多饮水，及时擦干汗液，注意保暖，避免感冒着凉。

（二）术区观察

（1）观察引流管情况，导管应妥善固定，防止扭曲、脱落、打折等，并持续低负压吸引；引流是否通畅，引流液的颜色、性质、气味、量并详细记录，一般术后24~48h 拔除引流管；若切口周围发红、引流增多、体温升高应及时通知医生处理。

（2）观察切口、敷料情况，切口有无红肿、压痛、感染、裂开等，敷料包扎有无过紧、过松、移位，有无渗血、渗液等情况，发现异常应及时通知医生处理。对皮瓣转移的患者，应观察皮瓣血液供应情况等，如有异常及时通知医生。

（3）会阴部有埋置物者，应观察埋置物有无排斥反应，局部有无红、肿、热、痛，切口周围皮肤有无破溃、出血、异味等，随时询问患者的感觉，发现异常及时通知医生。

（4）术后疼痛剧烈者，应及时检查切口情况。如疼痛剧烈伴有局部肿胀、皮下瘀血或瘀斑、切口有鲜红色渗血，有可能继发性出血或血肿形成，应及时通知医生对症处理。疼痛敏感者遵医嘱给予镇静、镇痛药物。

（三）术后活动

（1）协助患者（下肢手术者除外）早期活动，促进血液循环，预防肌肉萎缩及畸形；促进切口愈合，预防血栓性静脉炎，减轻疼痛；促进肠蠕动，预防腹胀及胀气，防止便秘等。

（2）术后以主动活动为主，幅度由小到大，频率由少到多，活动时不可做不利于组织愈合的动作。整形者，要坚持佩戴支撑物。

三、健康教育

（1）保持愉悦的心情，养成良好的生活习惯，劳逸结合，活动量以不感到疲劳为宜，有助于疾病恢复。

（2）减少出入公共场所，避免抵抗力低下而诱发感染。

（3）切口拆线后应保持清洁、干燥，活动时局部张力不宜过大，避免碰撞、牵拉，防止切口裂开，形成增生性瘢痕，应注意保温、防晒；1 周后可淋浴。

（4）出院后按要求坚持术后功能锻炼，有利于肢体功能恢复正常。

（5）出院后需用药者，应遵医嘱使用，用药后有异常应立即停药，及时来院就诊。

（6）根据病情，遵医嘱按时复诊。恶性肿瘤 3~6 个月复诊；鼻整形术 1 个月复诊；脂肪填充 3 个月复诊；其他手术按医生要求定期复诊或随诊。

第三节　皮肤外科术后常见并发症的预防及护理

一、出血

（一）病情观察

（1）原发性出血是指发生在术后数小时内的出血。

（2）继发性出血是指发生在术后 5 天至 2 周内的出血。

（3）出血时常伴有剧烈疼痛，短时间内出血量较多，为鲜红色，伤口敷料外观渗血逐渐扩大，失血量较大者伴有心悸、面色苍白、脉速等症状。

（4）观察引流是否通畅，记录引流液的量、性质、颜色。

（二）预防及护理

（1）将患者置于正确的卧位，协助患者翻身或变换体位，避免剧烈活动，尤其是关节部位、会阴部。

（2）敷料包扎时松紧适度，防止过松，以免活动时切口裂开出血；过紧，可导致血液循环障碍或组织坏死，影响切口愈合。

（3）引流不畅可导致血肿，应立即通知医生，对症处理，小血肿可用注射器局部抽吸后加压包扎，大血肿需手术清除。

二、感染

（一）切口感染

1.病情观察　切口感染多发生在术后 3~5d，初期有局部红肿、跳痛、刺痛、压痛或疼痛症状加重、体温升高、切口敷料有异味及分泌物等。

2.预防及护理

（1）加强营养，增强机体抵抗力。

（2）遵医嘱术前使用抗生素，预防感染。

（3）术前应做好术区皮肤的准备。

（4）术中、术后严格执行无菌操作原则。

（5）保持术区敷料清洁干燥，引流管通畅。

（6）若发生切口感染，应加强局部换药次数，必要时切开引流，遵医嘱做细菌培养和药敏试验，选用抗菌药物治疗。

（二）呼吸道感染

1.病情观察 有无呼吸道分泌物增多、误吸、呕吐、发热、咳嗽等症状，是否缺少适当床上活动如翻身、叩背等。

2.预防及护理

（1）有吸烟史的患者，术前应禁烟2周，有呼吸道感染或发热时，应根据病情择期手术。

（2）室内空气新鲜，温湿度适宜，温度20~22℃，湿度50%~60%。

（3）术后取平卧位，头偏向一侧，防止呕吐、窒息。

（4）每日监测生命体征，尤其是体温和呼吸的变化。

（5）协助患者早期下床活动或床上活动，如翻身、叩背、定时更换体位。

（6）鼓励患者做深呼吸，多饮水，促进排痰，必要时用超声雾化吸入以稀释痰液。

三、切口裂开

（一）病情观察

（1）倾听患者主诉，有无术区疼痛。

（2）观察敷料有无新鲜血液渗出。

（二）预防及护理

（1）胸腹部手术用胸带或腹带加压包扎，拆线后也应继续使用1周。

（2）告知患者保护切口的方法，避免过度运动、剧烈咳嗽、用力排便。

（3）拆线时间应根据切口部位、张力大小、局部血液供应情况而定，不宜过早，必要时可间断分次拆线。

（4）拆线后切口有可能裂开者以蝶形宽胶布对合粘连以减低张力。

四、皮瓣坏死

（一）病情观察

（1）皮温 术后2~3h低于健侧皮温1℃，之后逐渐高至正常或高于健侧1~2℃。

（2）色泽 移植皮肤呈微红或鲜红色，若紫红色提示静脉回流不良，发绀提示静脉回流障碍，灰白或苍白提示动脉供血不足或阻塞。

（3）毛细血管充盈度 压迫皮瓣尖端使之苍白，松开后皮瓣颜色在 1~2s 内转红润；超过 5s 提示血液循环障碍。

（二）预防及护理

（1）室温保持在 22℃~25℃，湿度 40%~60%，术区应注意保暖，防止寒冷刺激引起血管痉挛。

（2）有吸烟史的患者，术前、术后应禁止吸烟，并告知患者吸烟对皮瓣的成活有重大危害。

（3）术后固定加压包扎，胸腹部位可用沙袋加压固定。

（4）术后为患者安置特定卧位，避免体位不当，皮瓣受压，不利于静脉回流。

（5）术后密切观察皮瓣情况，是否有异味、是否有剧痛。若皮瓣部位呈紫色、淡红色或有青紫斑点，应抬高患侧肢体，保持引流通畅，通知医生。

五、增生性瘢痕

（一）病情观察

倾听患者主诉，询问切口有无瘙痒、触痛感觉；观察切口有无潮红充血、色红质硬及伴有过度角化、溃疡和挛缩，通常突出于正常皮肤，形状不规则，高低不平。

（二）预防及护理

（1）颈部、四肢部位术后，避免过度活动，导致切口张力过大、裂开或愈后差。

（2）保持切口部位清洁、干燥，瘙痒时可冷敷或外涂止痒药物，禁止搔抓、过度刺激，影响切口愈合。

（3）切口愈合后尽早采用弹性绷带、弹性网套、弹力裤等加压包扎或者外用瘢痕贴，加压包扎。

（4）增生性瘢痕可采用曲安奈德 0.2~0.4mg 在瘢痕边缘注射。

（5）告知患者环境温度要适宜，不宜过高，保持稳定情绪，避免进食辛辣腥发刺激性食物。

（6）伤口愈合后避免摩擦、长时间日光照射等刺激，有助于减少瘢痕的发生。

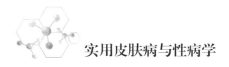

第四节　皮肤肿瘤切除术

皮肤肿瘤是人体的常见病、多发病，可分为良性肿瘤和恶性肿瘤两大类。在我国，鳞状细胞癌最常见，其次是基底细胞癌、恶性黑色素瘤，以及淋巴系统肿瘤。皮肤肿瘤切除术是通过整形外科手术将体表正常组织形成的良性、恶性肿瘤切除，使之恢复功能，重建形态的手术。

一、术前护理

（1）同"皮肤外科术前的护理"。

（2）了解患者肿瘤的部位、大小、性质、浸润范围，必要时遵医嘱做病理检查，鉴别良性或恶性肿瘤。

二、术后护理

（1）同"皮肤外科术后的护理"。

（2）术后遵医嘱使用抗菌药物。

（3）根据手术部位，取正确的体位。

（4）保持切口和敷料清洁、干燥，防止感染。

（5）根据手术部位与切口愈合情况，选择具体的拆线时间，一般面部手术 5~7d，颈部、躯干部手术 7~10d，四肢手术 10~14d，植皮手术 14d。

（6）加强饮食营养，多食高蛋白、高热量、富含维生素的食物、新鲜水果、蔬菜等，多饮水，有利于切口愈合。避免进食辛辣腥发刺激性食物，吸烟者应戒烟。

（7）根据术后病理结果，做好相应的护理与宣教。恶性肿瘤，应遵医嘱实施放疗、化疗。

三、健康教育

（1）养成良好的生活习惯，注意休息，避免过度劳累，减少出入公共场所，预防诱发感染。

（2）未拆线或刚拆线的切口应保持清洁、干燥，避免剧烈活动，防止局部张力过大、切口裂开或形成增生性瘢痕。

（3）皮肤肿瘤切除并皮瓣修复或植皮术后，皮瓣或皮片在感觉恢复前，应加强局部保护，防止外伤、烫伤和冻伤，冬天注意保暖。

（4）术区避免日晒，防止皮瓣或皮片色素沉着，不宜用刺激性护肤用品，保护好皮肤。

（5）出院后，按医生指导，定期复查。若有不适及时就诊。

第五节　皮瓣与植皮术

皮瓣是由具有血液供应的皮肤及其附着的皮下组织所形成的组织块。皮瓣形成与转移的过程中，必须有一部分与本体相连，称为蒂部。在皮瓣转移到另一创面后，暂时仍由蒂部血液循环供应营养，直至与受区建立新的血液循环。根据其血液供应类型分为随意皮瓣和轴型皮瓣，按转移部位远近分为局部皮瓣、邻位皮瓣和远位皮瓣。皮外科常见随意皮瓣。

皮片移植术是指将人体的皮肤由一处切下其全层厚度或部分厚度，与本体完全分离，移植到另一处，再重新建立血液循环，且继续保持其活力，以达到修复创面为目的的手术。供皮的部位称为供皮区，受皮的部位称为受皮区。根据厚度分为刃厚皮片（0.2~0.25mm）、中厚皮片（0.3~0.8mm）、全厚皮片（表皮和真皮的全层）和含真皮下血管网皮片。

一、术前护理

1. 同"皮肤外科术前的护理"。

2. 皮肤准备

（1）供皮区：最常用的供区是腹部及大腿的外侧。供皮区术前1日，清洁、备皮，如取头皮应剃除头发，再次清洁、备皮。备皮时勿损伤皮肤。

（2）受皮区

①肉芽组织创面渗出较多伴脓性分泌物，用无菌生理盐水或3%过氧化氢溶液清洗创面，0.1%依沙吖啶溶液湿敷，每日2次，每次15~20min，碘伏消毒后包扎。

②增生性瘢痕的凹凸、褶皱、缝隙中的污物，术前2~3d用0.1%苯扎溴铵浸泡，

用生理盐水棉签清洗。

③远位皮瓣转移的患者行第 2 次手术断蒂的准备，协助医生行皮瓣血液训练，采用止血钳或橡皮筋阻断蒂部的方法进行训练，第 1 次阻断 5min，再 10min、15min，依次增加，最长 1h，观察皮瓣颜色改变，无颜色变化或水肿时，即可行断蒂手术。

3. 备血较大范围的植皮手术应交叉配血、备血。

4. 术前禁止在供皮区肢体做静脉穿刺给药，避免穿刺及药物对供皮区血管造成损伤，影响移植术后皮瓣的成活。

5. 根据手术部位及术后体位要求，术前 2~3d 指导患者进行体位模拟训练，练习床上大小便，术后有效咳嗽的方法。

二、术后护理

1. 同"皮肤外科术后的护理"。

2. 体位

（1）面部植皮者，取头高位，减少面部活动，不要哭、笑、皱眉，尽量减少说话、吞咽、咳嗽等动作。

（2）四肢植皮者，术区局部制动，卧床 2 周，抬高患肢，防止碰触，避免皮片移位导致手术失败，影响术后效果。指导患者床上活动，按摩肢体，防止静脉血栓形成。

（3）颈部术后取平卧位，肩下垫一软枕，头部后仰制动。

（4）腹部、会阴部术后需平卧位，双下肢屈曲外展，排便、排尿时做好保护，防止污染术区。注意骶尾部皮肤的保护，防止压疮，给予按摩，协助抬臀或垫软枕。

3. 植皮区护理

（1）保持敷料的清洁、干燥，切勿自行调整或去除敷料，如果感觉包扎过紧，局部疼痛明显，敷料外观渗血、渗液时应及时处理。

（2）口周部术后，饮食以流食或半流食为主，如牛奶、藕粉、稀饭、鸡汤、面条等，用健侧咀嚼，保持切口清洁、干燥，必要时可用注射器或用漏斗注入食物。

（3）口周植皮不能张口或漱口的患者，饭后取坐位或平卧位，头偏向一侧，用 50mL 注射器连接硅胶导尿管前端 5~8cm，抽取温开水注入口腔冲洗数次，可嘱患者咽下冲洗液，清除口腔内食物残渣，保持口腔清洁。昏迷患者忌用口腔冲洗，可用生理盐水棉球擦洗。

4.供皮区护理

（1）保持敷料的清洁、干燥，切勿自行调整或去除敷料，渗液较多时应加压包扎并报告医生。

（2）下肢供皮者在伤口未完全愈合前，避免下床活动，以防肿胀、出血或损伤。

（3）半暴露疗法：不易包扎的供皮区，如头部，术后48~72h渗出基本停止后除去外层敷料，只留内层凡士林纱布，待供皮区自然干燥结痂。嘱患者内层敷料勿撕、扯，使其自行脱落。

5.皮瓣的观察

（1）观察皮瓣颜色、温度、质地及毛细血管充盈度和有无肿胀等情况，详细做好记录。

（2）皮瓣与供皮区建立血液循环以后，皮瓣的颜色如由蜡黄变为红润饱满，且具有一定的张力及弹力，温度接近正常皮肤或稍高于正常皮肤 0.5℃ ~1℃，皮瓣毛细血管充盈良好，皮瓣边缘渗出少，此情况属正常可存活皮瓣。

（3）如皮瓣呈暗灰色，质地柔软，皮温低，无张力，无弹力，则说明有动脉缺血或动脉血栓形成。如皮瓣颜色青紫，低于正常皮温 2℃ ~3℃，肿胀明显，水疱形成，皮瓣创缘渗出较多，则说明静脉回流受阻或静脉血栓形成，静脉血栓多发生在术后24h内，但术后 3~7d 内也可出现，一旦发现皮瓣静脉血栓形成应立即报告医生。

三、健康教育

（1）告知患者植皮后，皮肤易干燥、皲裂，应经常涂护肤霜保护皮肤，保持皮肤清洁、滋润。

（2）皮片移植3个月后，感觉功能逐渐恢复，1年内痛、触、温觉较差，应防止烫伤、烧伤、冻伤。

（3）植皮术后，皮肤颜色加深，避免阳光直接照射植皮区，防止色素沉着，不用刺激性护肤品。

（4）术后应继续使用弹力敷料3~6个月，防止瘢痕过多增生。

（5）定期门诊随访，观察皮瓣、植皮功能和形态情况，如有异常，在3个月后进行整复。

第九章　皮肤科疾病护理操作

第一节　变应原点刺试验法

一、目的
用变应原点刺试验法检测致敏物，有助于指导疾病的预防和治疗。

二、适应证
变态反应性疾病。

三、禁忌证
（1）有过敏性休克史者严禁做变应原点刺试验。

（2）变态反应性疾病急性期、孕妇、4周岁以下儿童。

四、操作前准备
（一）评估患者并解释

（1）患者的病情、用药史、过敏史、心理状态、合作程度。

（2）实施点刺部位的皮肤状况。

（3）其向患者及家属解释变应原点刺试验法的目的和注意事项。

（二）患者准备

了解变应原点刺试验法的目的和注意事项，局部皮肤清洁。

（三）护士准备

衣帽整洁、修剪指甲、洗手、戴口罩。

（四）用物准备

治疗盘、无菌棉签、无菌生理盐水、变应原点刺液、一次性点刺针数个、记号笔；备好抢救用品及药物。

（五）环境准备

温湿度适宜、关闭门窗，需要时用屏风或围帘遮挡患者。

五、操作步骤

步　　骤	要点与说明
1. 核对 备齐用物，核对患者、医嘱执行单	• 严格执行查对制度 • 确认患者，双向核对，至少两种方式： （1）住院患者核对姓名、床头卡、腕带 （2）门诊患者核对姓名、性别、年龄
2. 体位 协助患者取坐位，暴露双前臂掌侧皮肤，手臂放松，置于操作台上	
3. 清洁皮肤 用无菌生理盐水棉签清洁点刺部位的皮肤，并做标记线，待干	
4. 二次核对	
5. 点刺 用吸管吸一滴试液，滴在皮肤上的标记线旁边，相邻的标记部位距离约4cm，用点刺针垂直透过变应原液，轻快地刺入表皮，以不出血为宜，然后稍提起针尖，让针尖下的少量液体渗入皮肤	• 随时询问患者感受 • 20min后观察结果，不可擅自离开诊室 • 不能用手揉擦点刺部位 • 每次更换一支点刺针
6. 再次核对	
7. 操作后处理 （1）协助患者整理衣物 （2）清理用物 （3）洗手 （4）记录并签全名	• 按消毒隔离原则处理用物 • 记录点刺时间、患者反应及局部皮肤情况

续上表

步 骤	要点与说明
8.20min后结果判定 （1）阴性反应（一）：点刺部位无任何反应 （2）阳性反应（＋）：淡黄色皮丘，其周围有红斑 1）皮肤反应较弱时，标记"＋"或"＋＋" 2）皮肤反应强度与组胺相似时，标记"＋＋＋" 3）皮肤反应较强时，标记"＋＋＋＋"	• 与生理盐水阴性对照 • 与组胺阳性反应对照
9.清洁皮肤 用无菌生理盐水棉签清洁局部皮肤	
10.点刺试验结束后处理 （1）协助患者整理衣物 （2）清理用物 （3）洗手 （4）记录并签全名	• 按消毒隔离原则处理用物 • 记录时间、局部皮肤情况、试验结果

六、注意事项

（1）严格执行无菌操作原则和消毒隔离原则，用物一人一用一更换，防止交叉感染。

（2）试验前3d停用抗组胺药，前7d停用糖皮质激素药物。

（3）试验过程中，密切观察患者病情变化，20min后观察结果，嘱患者勿离开诊室，若发生过敏性休克，应立即采取急救措施。

（4）结果为阴性者，应继续观察3~4d，必要时3~4周后重复试验。

（5）告知患者或其家属斑贴试验结果，并记录在病历上，禁止再次接触阳性结果的致敏物。

（6）向患者说明局部皮肤可出现轻度瘙痒、刺痛等症状；若有其他不适，如面色苍白、呼吸困难、胸闷等过敏性休克反应，应立即通知医护人员，采取急救措施。

3.点刺试验当日，局部皮肤保持清洁、干燥，勿蘸水，防止感染。

第二节　脱敏注射法

一、目的

将脱敏液注入皮下，治疗变态反应性疾病。

二、适应证

变态反应性皮肤病。

三、禁忌证

（1）重度哮喘；慢性肺气肿、阻塞性肺气肿。

（2）孕妇。

（3）合并严重自身免疫性疾病或恶性肿瘤。

（4）缺乏依从性患者。

四、操作前准备

（一）评估患者并解释

（1）患者的病情、药物过敏史、变应原检测结果、肢体活动能力、心理状态、合作程度。

（2）注射部位的皮肤及皮下组织情况。

（3）向患者及其家属解释脱敏注射法的目的、注意事项，以及脱敏液的作用。

（二）患者准备

了解脱敏注射法的目的和注意事项，局部皮肤清洁、完整。

（三）护士准备

衣帽整洁、修剪指甲、洗手、戴口罩。

（四）用物准备

治疗盘、无菌棉签、0.5% 碘伏、1mL 注射器、脱敏注射卡、脱敏液；备好抢救用品。

（五）环境准备

温湿度适宜，光线充足，关闭门窗，需要时用屏风或围帘遮挡患者，保护隐私。

五、操作步骤

步　　骤	要点与说明
1.核对 备齐用物，核对患者、脱敏注射卡	· 确认患者，双向核对，至少两种方式： （1）住院患者核对姓名、床头卡、腕带 （2）门诊患者核对姓名、性别、年龄
2.选择注射部位 常选上臂三角肌下缘，也可选用两侧腹壁、后背、大腿前侧和外侧	· 同"皮下注射法"
3.体位 协助患者取合理体位，暴露注射部位	· 需要时用屏风或围帘遮挡
4.二次核对	
5.常规消毒皮肤 用0.5%碘伏棉签消毒皮肤，待干	
6.遵医嘱抽吸脱敏液	· 确认注射剂量
7.皮下注射 缓慢推注脱敏液	· 同"皮下注射法" · 加强与患者的沟通，发现不适及时处理 · 注射时抽回血，避免脱敏液注入血管引起全身反应
8.注射完毕 快速拔针，按压至无出血	· 嘱患者留观20~30min
9.再次核对	
10.操作后处理 （1）协助患者整理衣着 （2）清理用物 （3）洗手 （4）记录并签全名	· 严格按消毒隔离原则处理用物 · 记录注射时间、脱敏液浓度、剂量，患者的反应

六、注意事项

（1）严格执行无菌操作原则和消毒隔离原则。

（2）抗原应放于阴凉避光处，如有条件应放在冰箱恒温保存（2~8℃），常温可存放 3~4 个月。

（3）脱敏液要现用现配，准确掌握剂量。每次注射前检查抗原有无沉淀、变色、混浊。

（4）选择注射部位时应当避开炎症、破溃或有肿块的部位。

（5）脱敏注射后，若出现过敏反应或不耐受时，应遵医嘱维持或减少用量，待反应消失后再增加剂量。

（6）脱敏注射后局部可能出现瘙痒、红肿等反应，若患者对反应不能耐受，应及时通知医护人员。

（7）患者哮喘发作期，应暂停脱敏注射，待哮喘症状缓解再开始治疗。

（8）每次脱敏注射后，嘱患者留观20~30min，若患者出现呼吸困难、血压下降、休克等症状，应立即通知医生，采取急救措施。少数患者可出现迟发性过敏反应，应及时到医院就诊。

第三节　阴道冲洗法

一、目的

清洁阴道；调节阴道内酸碱度；减轻炎症反应；促进局部血液循环；缓解局部充血等作用。

二、适应证

妇科疾病，如阴道炎、宫颈炎、宫颈糜烂、外阴炎、外阴瘙痒等。

三、禁忌证

月经期或阴道流血禁用，孕妇和无性生活史的女性禁忌冲洗。

四、操作前准备

（一）评估患者并解释

（1）患者的病情、心理状态、合作程度。

（2）会阴部位的皮肤状况。

（3）向患者及其家属解释阴道冲洗法的目的和注意事项，教会患者放松和配合的方法。

（二）患者准备

了解阴道冲洗法的目的和注意事项，掌握放松和配合的方法。会阴部清洁。

（三）护士准备

衣帽整洁、修剪指甲、洗手、戴口罩。

（四）用物准备

治疗盘、无菌冲洗钳、无菌窥器、冲洗管、无菌生理盐水棉球、无菌手套，遵医嘱准备冲洗液、阴道冲洗机、一次性治疗单。

（五）环境准备

温湿度适宜、关闭门窗，需要时用屏风或围帘遮挡。

五、操作步骤

步　骤	要点与说明
1.核对 备齐用物，核对患者、医嘱执行单	• 确认患者，双向核对，至少两种方式： （1）住院患者核对姓名、床头卡、腕带 （2）门诊患者核对姓名、性别、年龄
2.体位 协助患者取截石位，暴露会阴部位，铺一次性治疗单于臀下	• 注意保暖 • 用屏风或围帘遮挡，保护患者隐私
3.调试冲洗机 接通电源，打开开关	• 确保仪器功能正常
4.二次核对	
5.清洁会阴部 戴手套，用无菌生理盐水棉球清洗会阴部	• 自理患者，可自行清洁会阴部
6.冲洗 用窥器打开阴道，连接冲洗管，一手持冲洗液冲洗，一手用冲洗钳夹取棉球自上而下、由内向外，擦洗阴道壁上的分泌物至清洁为止	• 药液温度为37℃ • 观察患者反应及流出液的性状，如患者出现不适，立即停止冲洗，通知医生
7.操作完毕 协助患者擦干会阴部，撤下一次性治疗单，脱手套	

续上表

步　骤	要点与说明
8.再次核对	
9.操作后处理 （1）协助患者整理衣物 （2）清理用物 （3）洗手 （4）记录并签全名	・按消毒隔离原则处理用物 ・记录时间、冲洗液名称、局部情况

六、注意事项

（1）严格执行无菌操作原则和消毒隔离原则，用物一人一用一消毒，防止交叉感染。

（2）使用无菌冲洗钳夹取棉球擦洗阴道壁时，动作宜轻柔，避免钳端直接接触阴道壁，防止损伤阴道黏膜及宫颈。

（3）根据医嘱正确选择冲洗液，掌握冲洗液的温度。

（4）向患者说明冲洗过程中，局部可能出现轻微不适感；若反应严重，可暂停操作，及时通知医护人员。

（5）治疗期间忌房事。

第四节　面部按摩法

一、目的

增进面部血液循环，促进细胞新陈代谢，增加皮肤弹性，延缓皮肤衰老。

二、适应证

除禁忌证以外的各类性质的皮肤。

三、禁忌证

（1）面部外伤，急性炎症，疖肿、破溃、过敏等。

（2）传染性皮肤病。

（3）严重的心、肺功能不全，哮喘病的发作期，精神病患者、生长发育期的儿童。

四、操作前准备

（一）评估患者并解释

（1）患者的病情、心理状况、合作程度。

（2）面部皮肤情况。

（3）解释 向患者及其家属解释面部按摩法的目的和注意事项。

（二）患者准备

了解面部按摩法的目的和注意事项，清洁面部。

（三）护士准备

衣帽整洁、修剪指甲、洗手、戴口罩。

（四）用物准备

洁面膏、一次性治疗单、毛巾、头套、按摩膏（油）。

（五）环境准备

温湿度适宜、光线充足。

五、操作步骤

步　骤	要点与说明
1.核对 备齐用物，核对患者、医嘱执行单	• 严格执行查对制度 • 确认患者，双向核对，至少两种方式： （1）住院患者核对姓名、床头卡、腕带 （2）门诊患者核对姓名、性别、年龄
2.清洁面部 根据皮肤性质，选用洁面膏，用温水清洗面部皮肤，擦干	• 不能自理患者协助其洁面
3.体位 铺一次性治疗单，协助患者戴头套，取平卧位，将毛巾围于颈下	• 便于按摩
4.二次核对	

续上表

步　骤	要点与说明
5.涂擦按摩膏（油） 取适量按摩膏（油），用指腹均匀涂擦于面部	• 五点法：前额、鼻、两颊、下颌
6.按摩 根据治疗目的选择按摩的穴位和手法，按摩的方向与面部肌肉走向一致 （1）额部按摩：打圈点太阳、额头走"V"字、去除"川"字纹、双指画半圈揉抹、发门拉抹、点弹额头、全掌拉抹前额等手法 （2）眼部按摩：打圈点三穴、打反/小圈，点太阳、交剪手、打圈走"8"字、"鱼尾"纹部拉抹、推按眼球等手法 （3）鼻部按摩：点揉、拉抹鼻两翼、上下拉抹鼻两翼、鼻头打圈等手法 （4）颊部按摩：走三线打小圈、大鱼际揉捏、打圈点弹双颊等手法 （5）口周按摩：二指推拉、点四穴、交替交剪手、点拉、下抹鼻唇沟等手法 （6）下颏按摩：搓下颏、下颏打圈、大鱼际揉捏、四指交替点弹下颏、拉抹下颏等手法	• 按摩动作要熟练，按压穴位要准确，变化手法要自然，指尖指腹在皮肤上按、拍、揉，叩击力度要适当，节奏分明 • 按摩过程中，要给予足够的按摩膏（油） • 按摩时间不可过长，以10~15min为宜 • 眼周穴位按压力度要小，动作缓慢轻柔
7.治疗完毕 撤下一次性治疗单	• 观察面部皮肤情况
8.再次核对	
9.操作后处理 （1）协助患者整理衣物 （2）清理用物 （3）洗手 （4）记录并签全名	• 按消毒隔离原则处理用物 • 记录时间、面部皮肤情况

六、注意事项

（1）选择正确的部位进行按摩，以免影响按摩效果。

（2）操作前应修剪指甲、摘掉手部饰物等，以防损伤患者皮肤。

（3）操作时，用力均匀、柔和、连续，禁止暴力。

（4）穴位按摩时要循序渐进，次数由少到多，力度由轻逐渐加重。

（5）按摩总的原则是按摩方向与肌肉走向一致，与皮肤皱纹方向垂直。

（6）告知患者按摩前一定要做面部清洁，最好在淋浴或蒸汽热喷后，毛孔张开时进行按摩。

（7）指导患者根据季节和面部皮肤类型，合理选择化妆品。

（8）指导患者日常生活中应减少面部不良表情，如皱眉、挤眼等，可延缓皱纹生长。

第五节　面膜护理

一、目的

调节皮肤温度，增加角质层含水量，毛孔张开，促进药物充分渗透吸收，治疗皮肤病或保健皮肤、清洁皮肤。

二、适应证

面部皮肤疾病、保健人群。

三、禁忌证

严重的心、肺功能不全，哮喘病发作期，精神病患者，婴幼儿及其他无法配合治疗的患者等。

四、操作前准备

（一）评估患者并解释

（1）患者的病情、心理状态、合作程度。

（2）面部皮肤类型及皮肤情况。

（3）解释 向患者及家属解释面膜护理的目的和注意事项。

（二）患者准备

了解面膜护理的目的和注意事项，清洁面部。

（三）护士准备

衣帽整洁、修剪指甲、洗手、戴口罩。

（四）用物准备

治疗盘、无菌镊子、毛刷、治疗碗、按医嘱配制面膜或药物、一次性治疗单、洁面膏、毛巾、头套，必要时备耳套。

（五）环境准备

温湿度适宜、光线充足。

五、操作步骤

步 骤	要点与说明
1.核对 备齐用物，核对患者、医嘱执行单	• 严格执行查对制度 • 确认患者，双向核对，至少两种方式： （1）住院患者核对姓名、床头卡、腕带 （2）门诊患者核对姓名、性别、年龄
2.清洁面部 根据皮肤性质，选用洁面膏，清洗面部皮肤，擦干	• 不能自理患者协助其洁面 • 面膜治疗前不可涂擦药物及化妆品 • 皮炎患者应用冷水洁面
3.体位 协助患者戴头套，取平卧位，将毛巾围于颈下，铺一次性治疗单	• 保持头发、衣领及床单位清洁，可戴耳套
4.二次核对	
5.根据皮肤的性质或需要改善的皮肤问题选择相宜的面膜 （1）粉状面膜：将适量的面膜粉末调和后涂敷于面部，随着水分的蒸发，经过数分钟形成膜状物，让膜状物在面部停留片刻 （2）石膏面膜：用水调和成糊状，涂敷于面部，逐渐固化成型，时间不超过20min （3）剥离面膜：一般为膏状或透明凝胶状，使用时涂擦在面部，经过10~20min后形成一层薄膜 （4）膏状面膜：使用时涂擦在面部一般要比剥离面膜涂厚一些 （5）成型面膜：取一张面膜贴在面部，使其与面部紧密贴牢，经过15~20min后逐渐被吸收干燥	• 可给表皮补充水分，使皮肤明显舒展，细碎皱纹消失 • 用水调和后凝固很快，上膜时动作应熟练 • 收敛性较强，皮肤有越来越紧绷的感觉

续上表

步　骤	要点与说明
6. 治疗结束 揭除面膜或用清水清洗，撤去一次性治疗单	• 观察皮肤情况
7. 再次核对	
8. 操作后处理 （1）协助患者整理衣物 （2）清理用物 （3）洗手 （4）记录并签全名	• 按消毒隔离原则处理用物 • 记录时间、面部皮肤情况

六、注意事项

（1）采用石膏粉倒膜前，应先用棉片或纱布覆盖眼部和口部。

（2）使用粉状或膏状面膜时，不要涂擦靠近眉毛、鼻孔、嘴唇的部位，最好距离眼睛0）5厘米。

（3）向患者说明涂膜时应闭上双眼，以免面膜进入眼睛。

（4）治疗前患者应彻底清洁面部，面部不应涂擦药膏，以免影响面膜上的药物或营养物质的吸收。

（5）告知患者治疗时间不可随意延长，防止因敷面膜时间过长导致皮肤脱水、发干。

第六节　冷喷美容法

一、目的

降低面部皮肤温度，减轻面部皮肤充血、疼痛，控制炎症扩散。

二、适应证

适合于面部皮炎、局部软组织损伤的初期、烫伤等。

三、禁忌证

（1）慢性炎症或深部化脓病灶。

（2）组织损伤、破裂。

（3）对冷过敏。

（4）血液循环障碍。

（5）感觉异常、年老体弱者慎用。

四、操作前准备

（一）评估患者并解释

（1）患者的病情、过敏史、心理状态、合作程度。

（2）面部皮肤情况。

（3）解释向患者及其家属解释冷喷美容法的目的和注意事项。

（二）患者准备

了解冷喷美容法的目的及注意事项，面部清洁。

（三）护士准备

衣帽整洁、修剪指甲、洗手、戴口罩。

（四）用物准备

一次性治疗单、头套、毛巾、冷喷机、离子水。

（五）环境准备

温湿度适宜、光线充足。

五、操作步骤

步　骤	要点与说明
1. 核对 备齐用物，核对患者、医嘱执行单	• 严格执行查对制度 • 确认患者，双向核对，至少两种方式： （1）住院患者核对姓名、床头卡、腕带 （2）门诊患者核对姓名、性别、年龄
2. 清洁面部 患者用冷水清洁面部，擦干	• 不能自理患者可协助其清洁面部
3. 体位 铺一次性治疗单，协助患者戴头套，取平卧位，将毛巾围于患者颈下	• 保持头发、衣领及床单位清洁

续上表

步　骤	要点与说明
4.二次核对	
5.调试仪器 接通电源,在冷喷机的水箱内注入离子水,确认水已流进雾化室后打开电源开关	• 确保仪器功能正常
6.喷雾 嘱患者闭眼,调整喷口与面部的距离,一般为25~35cm,待喷雾均匀后,调节适宜的喷雾量,以鼻部为中心,喷雾从额部均匀喷至全面。喷雾时间掌握在10~20min	• 勿使雾气直喷鼻孔,以免引起呼吸道不畅 • 调整喷口位置,使面部受雾均匀
7.治疗结束 关闭仪器,撤下一次性治疗单	• 观察面部皮肤情况
8.再次核对	
9.操作后处理 (1)协助患者整理衣物 (2)清理用物 (3)洗手 (4)记录并签全名	• 按消毒隔离原则处理用物 • 记录时间、面部皮肤情况

六、注意事项

(1)喷雾机置于平稳处,避免碰撞机体,远离热源。

(2)注意定期清洁、消毒水箱。

(3)冷喷机需加水时,应关闭开关,水位不能高于水箱的最高水位线。

(4)告知患者治疗时应呼吸平稳,避免因呼吸急促吸入过多冷空气。

(5)告知患者喷雾量过大导致鼻腔不适时,应及时告知护士,进行雾量调节。

(6)治疗过程中如感到面部皮肤过冷时,应及时报告护士,缩短治疗时间。

(7)向患者讲明正确的洗脸方式,皮肤炎症期间避免用力擦洗面部皮肤。

(8)面部皮炎患者应连续治疗方可有效,患病期间勿用热水洗脸,不可蒸桑拿。

第七节 蒸汽美容法

一、目的

改善皮肤的微循环，补充水分，清洁皮肤，利于药物吸收。

二、适应证

除禁忌证以外的任何皮肤。

三、禁忌证

（1）面部危险三角区的感染。

（2）面部皮炎、过敏、微血管爆裂、皮肤湿疹时。

（3）麻痹、感觉异常者慎用。

四、操作前准备

（一）评估患者并解释

（1）患者的病情、过敏史、心理状态、合作程度。

（2）面部皮肤情况。

（3）解释 向患者及其家属解释蒸汽美容法的目的和注意事项。

（二）患者准备

了解蒸汽美容法的目的及注意事项，面部清洁。

（三）护士准备

衣帽整洁、修剪指甲、洗手、戴口罩。

（四）用物准备

一次性治疗单、头套、毛巾、洁面膏、蒸汽热喷机、离子水。

（五）环境准备

温湿度适宜、光线充足。

五、操作步骤

步　骤	要点与说明
1. 核对 备齐用物，核对患者、医嘱执行单	• 严格执行查对制度 • 确认患者，双向核对，至少两种方式： （1）住院患者核对姓名、床头卡、腕带 （2）门诊患者核对姓名、性别、年龄
2. 清洁面部 根据皮肤性质，选择洁面膏，用温水清洗面部皮肤，擦干	• 不能自理患者协助其清洁面部
3. 体位 铺一次性治疗单，协助患者戴头套，取平卧位，将毛巾围于患者颈下	• 保持头发、衣领及床单清洁
4. 二次核对	
5. 注水 将离子水从进水孔注入热喷机的蒸汽瓶内，不超过上限水位	• 严格掌握注水量 • 不可无水干烧蒸汽瓶
6. 调试仪器 接通电源，打开加热开关，约5min后蒸汽瓶内水温达到沸点，蒸汽从喷口喷出	• 确保仪器功能正常
7. 蒸面 嘱患者闭眼，根据皮肤性质调整喷口与患者面部距离及热喷时间，蒸汽应均匀喷至全面 （1）中性皮肤：25~30cm，3~5min （2）干性皮肤：30~35cm，3min （3）油性皮肤：20~25cm，5~8min （4）暗疮皮肤：20~25cm，8~10min	• 根据皮肤性质确定喷雾时间 • 做好看护，嘱患者不可随意调整体位，防止蒸汽烫伤
8. 治疗结束 关闭仪器，撤下一次性治疗单	• 观察面部皮肤情况
9. 再次核对	

续上表

步　骤	要点与说明
10. 操作后处理 （1）协助患者整理衣物 （2）清理用物 （3）洗手 （4）记录并签全名	• 按消毒隔离原则处理用物 • 记录时间、局部皮肤情况及患者反应等

六、注意事项

（1）注意保持喷口与面部的距离，避免蒸汽直对鼻孔而引起呼吸不畅。

（2）严格掌握喷雾时间，最长不超过 15min。

（3）在进行喷雾过程中，应随时密切观察喷雾情况，做好看护，以免发生意外。如出现蒸汽烫伤应立即停止热喷治疗，实施冷敷，通知医生对症处理。

（4）注水时不可超过上限水位，也不可低于下限水位，以免造成皮肤烫伤或烧坏电圈现象。

（5）定期清除蒸汽热喷机的蒸汽瓶、喷口的水垢，以免喷口堵塞，蒸汽不集中。

（6）告知患者治疗过程中应禁止在喷口下玩手机或其他物品，以避免手臂烫伤。

（7）喷气过程中嘱患者闭上眼睛，尽量用嘴呼吸。

（8）告知患者喷雾过程中自觉温度过高或有憋闷感，应及时报告护士，调整喷口与面部距离。

（9）治疗后待皮肤温度恢复正常后再离开，避免室内外温差过大，着凉感冒。

第八节　直流电离子导入法

一、目的

导出体内有害物质，导入营养成分，治疗或改善皮肤问题。

二、适应证

部分色素沉着性皮肤病、需通过药物导入来改善皮肤问题的人群。

三、禁忌证

（1）安装心脏起搏器者、体内植入金属架者。

（2）心脏病、孕妇、急性湿疹、出血性倾向疾病。

四、操作前准备

（一）评估患者并解释

（1）患者的病情、过敏史、心理状态、合作程度。

（2）面部皮肤情况。

（3）向患者及其家属解释直流电离子导入法的目的和注意事项。

（二）患者准备

了解直流电离子导入法的目的及注意事项，清洁面部，取下金属饰物。

（三）护士准备

衣帽整洁、修剪指甲、洗手、戴口罩。

（四）用物准备

一次性治疗单、头套、毛巾、洁面膏、直流电离子导入仪、治疗碗（遵医嘱准备导入药液棉片）、无菌乳胶手套1副，需要时备75%酒精棉签。

（五）环境准备

温湿度适宜、光线充足。

五、操作步骤

步　骤	要点与说明
1.核对 备齐用物，核对患者、医嘱执行单	• 严格执行查对制度 • 确认患者，双向核对，至少两种方式： （1）住院患者核对姓名、床头卡、腕带 （2）门诊患者核对姓名、性别、年龄
2.清洁面部 根据皮肤性质，选择洁面膏，用清水清洗面部皮肤，擦干	• 不能自理患者协助其清洁面部
3.体位 铺一次性治疗单，协助患者戴头套，取平卧位，将毛巾围于患者颈下	• 保持头发、衣领及床单位清洁
4.二次核对	

步　骤	要点与说明
5. 根据患者面部皮肤状况，需要时用75％酒精棉签消毒面部皮肤	• 避开眼周皮肤
6. 调试仪器 接通电源，打开开关，根据治疗目的选择阴极或阳极，接受治疗者手握另一电极	• 确保仪器功能正常
7. 调节电流 调节电流输出旋钮，一般电流剂量为 $0.1{\sim}0.2mA/cm^2$	• 治疗过程中应避免出现电击伤或明显刺痛感
8. 导入药物 戴手套，将药液棉片包裹于治疗电极，在皮肤上以"Z"字形或螺旋式轻轻移动，也可在皮肤上先涂擦药物。治疗顺序为：额部→鼻背→右侧鼻翼→右侧颊部下颌→左侧颊部→左侧鼻翼→鼻背→额部	• 导入棒始终不离开皮肤 • 导入棒金属勿直接接触皮肤 • 导入时间3~5分钟
9. 导入完毕 调整电流强度回零，关闭电源，取下导入棒，撤下一次性治疗单，脱手套	• 观察局部皮肤情况
10. 再次核对	
11. 操作后处理 （1）协助患者整理衣物 （2）清理用物 （3）洗手 （4）记录并签全名	• 按消毒隔离原则处理用物 • 记录时间、局部皮肤情况

六、注意事项

（1）导入棒用棉片紧密包裹，防止导入棒直接接触皮肤引起刺痛感。导入时电流不可太强，以免过分刺激或灼伤皮肤。

（2）由于两极的作用不同，应注意确定离子极性。仪器上正极处于工作状态时，患者手握的电极为阳极，人体为正电位，可使营养充分吸收，仪器使用呈导入状态。负极处于工作状态时，患者手握的电极为阴极，人体为负电位，可将体内有害物质、金属离子等排出体外，仪器使用呈导出状态。

（3）易引起变态反应的药物，导入前必须做皮肤过敏试验。

（4）负极导出时，不要停留时间过长，以免皮肤发生红肿，眼睛周围禁用导出。

（5）导入棒使用完毕要高压蒸汽灭菌。

（6）告知患者治疗前取下金属饰物，以免电流过强致局部皮肤出现强烈刺痛感。

（7）告知患者接触导入棒的皮肤应擦干水渍、汗渍，保持局部清洁、干燥，以免增加电流强度引起刺痛感。

（8）告知患者出现刺痛感或其他不适等，及时报告医护人员。

第九节　超声波美容法

一、目的

渗透药物，减轻、淡化色素，溶解皮下脂肪，促进局部血液循环，增加细胞通透性，加速细胞新陈代谢。

二、适应证

（1）色素沉着性皮肤病，如黄褐斑、晒斑、外伤后引起的色素沉着。

（2）皮肤细小皱纹。

（3）眼袋、黑眼圈。

（4）保健人群。

三、禁忌证

（1）严重心、肺、肾疾病，血液病者及孕妇禁止使用。

（2）.X 线和放疗期间及治疗后 6 个月以内不宜采用超声波治疗。

（3）传染性皮肤病。

四、操作前准备

（一）评估患者并解释

（1）患者的病情、心理状况、合作程度。

（2）面部皮肤情况。

（3）向患者及其家属解释超声波美容法的目的和注意事项。

（二）患者准备

了解超声波美容法的目的和注意事项，清洁面部。

（三）护士准备

衣帽整洁、修剪指甲、洗手、戴口罩。

（四）用物准备

治疗盘、超声波导入仪、遵医嘱备药物 / 精华素、洁面膏、头套、一次性治疗单、毛巾、75% 酒精棉球。

（五）环境准备

温湿度适宜、光线充足。

五、操作步骤

步　骤	要点与说明
1. 核对 备齐用物，核对患者、医嘱执行单	• 严格执行查对制度 • 确认患者，双向核对，至少两种方式： （1）住院患者核对姓名、床头卡、腕带 （2）门诊患者核对姓名、性别、年龄
2. 清洁面部 根据皮肤性质，选择洁面膏，用温水清洗面部皮肤，擦干	• 不能自理患者协助其清洁面部
3. 体位 铺一次性治疗单，协助患者戴头套，取平卧位，将毛巾围于颈下	• 保持头发、衣领及床单位清洁
4. 二次核对	
5. 涂擦药物/精华素 根据医嘱、病情、肤质选择适合的药物或精华素	
6. 调试超声波导入仪 接通电源，打开开关，预热3min	• 确保仪器性能正常
7. 根据治疗部位选择相宜的声头，用75% 酒精棉球消毒声头	• 面积小的部位用小声头（如眼部）

续上表

步　骤	要点与说明
8. 调整超声波频率及剂量 打开输出开关，根据治疗需要调整超声波频率大小，在声头表面滴数滴蒸馏水，确认振荡正常。根据需要选用连续波或脉冲波	• 剂量：0.5~1.25瓦/cm² • 频率：1200赫兹以上为宜 • 做眼袋时，输出应采用脉冲波，声头不可指向眼球，以免眼底血管受损
9. 超声波导入 将声头置于治疗部位，均匀移动，速度0.5~3cm/秒。也可根据需要，固定在某部位不动。每次治疗时间5~10cm，不超过15min	• 超声波在皮肤上运作时间过长，皮肤可产生疲劳现象，使皮肤对营养的吸收能力下降 • 局部有烧灼感、疼痛或其他不适时，应立即停止治疗
10. 治疗完毕 先关输出开关，再关电源开关。用75%酒精棉球消毒声头，撤一次性治疗单	• 观察面部皮肤情况
11. 再次核对	
12. 操作后处理 （1）协助患者整理衣物 （2）清理用物 （3）洗手 （4）记录并签全名	• 按消毒隔离原则处理用物 • 记录时间、药物/精华素名称、皮肤情况

六、注意事项

（1）注意保护声头，切忌碰撞与空载，否则易使声头中晶片破裂或过热损坏。

（2）避免烧灼伤，接受治疗者如感觉局部有烧灼疼痛感或其他不适时，应立即关闭机器，在未查明原因前不要继续治疗。

（3）眼周只能采用小剂量超声治疗，不要超过 1W/cm²，治疗时间不超过 5min。声波方向不要直对眼球，以免损伤眼球。

（4）禁止使用对皮肤有较强刺激的药物导入，同时注意药物过敏。

（5）告知患者超声波导入的治疗间隔时间，一般 1 周治疗 1 次。

（6）告知患者眼周治疗时应闭上双眼，避免药物或精华素进入眼中。

（7）告知患者治疗时有温热的感觉属正常现象，无须紧张。

第十节　粟丘疹祛除法

一、目的

清除粟丘疹。

二、适应证

粟丘疹患者。

三、禁忌证

1. 皮损局部感染严重、有出血性倾向疾病的患者。

2. 婴幼儿、精神病患者或无法配合治疗者。

3. 瘢痕体质慎做。

四、操作前准备

（一）评估患者并解释

1. 患者的病情、年龄、疼痛的耐受程度、酒精过敏史、心理状态、合作程度。

2. 面部皮肤完整性。

3. 向患者及其家属解释粟丘疹祛除法的目的和注意事项，教会患者放松和配合的方法。

（二）患者准备

了解粟丘疹祛除法的目的和注意事项，掌握放松和配合的方法；清洁面部。

（三）护士准备

衣帽整洁、修剪指甲、洗手、戴口罩。

（四）用物准备

痤疮针、无菌棉球、75％酒精棉签、无菌乳胶手套、毛巾、洁面膏、一次性治疗单。

（五）环境准备

温湿度适宜、光线充足。

五、操作步骤

步　骤	要点与说明
1. 核对 携用物至患者床旁，核对患者、医嘱执行单	• 严格执行查对制度 • 确认患者，双向核对，至少两种方式： （1）住院患者核对姓名、床头卡、腕带 （2）门诊患者核对姓名、性别、年龄
2. 清洁面部 根据皮肤性质，选择洁面膏，用温水清洗面部皮肤，擦干	• 不能自理患者协助其清洁面部
3. 体位 铺一次性治疗单于床头，取平卧位	
4. 二次核对	
5. 消毒皮肤 用75%酒精棉签消毒局部皮肤	• 消毒面积略大于皮损面积 • 酒精过敏者可用生理盐水清洁皮肤
6. 粟丘疹祛除 戴手套，用痤疮针尖端沿粟丘疹的边缘挑破表皮，分离囊壁，用痤疮针圆圈端挤出内容物，无菌棉球擦除内容物。若针眼处出血，用无菌棉球局部按压片刻	• 动作轻柔、定位准确，避免损伤周围皮肤及皮损下方的正常组织
7. 治疗结束 撤下一次性治疗单，脱手套	• 观察局部皮肤情况
8. 再次核对	
9. 操作后处理 （1）协助患者整理衣物 （2）清理用物 （3）洗手 （4）记录并签全名	• 按消毒隔离原则处理用物 • 记录时间、局部皮肤情况

六、注意事项

1. 严格执行无菌操作原则及消毒隔离制度，用物一人一用一消毒，防止交叉感染。

2.痤疮针应自下而上挑破表皮，避免针尖由上向下刺入皮肤，引起损伤过深。

七、注意事项

1.告知患者不可自行挤破或挑破粟丘疹，防止感染。

2.向患者说明治疗时局部会出现疼痛、出血。

3.告知患者治疗后，保持局部皮肤清洁、干燥，防止感染；日常护理应注意防晒，防止色素沉着，皮损处暂停使用化妆品。

第十一节　痤疮祛除法

一、目的

排除脂肪栓，清理毛孔，减轻炎症反应，促进皮损愈合。

二、适应证

轻、中度痤疮。

三、禁忌证

1.凝血功能障碍、有出血倾向者。

2.瘢痕体质慎用。

四、操作前准备

（一）评估患者并解释

1.患者的病情、疼痛的耐受程度、酒精过敏史、用药史、心理状态、合作程度。

2.局部皮肤情况。

3.向患者及其家属解释痤疮祛除法的目的和注意事项，教会患者放松和配合的方法。

（二）患者准备

了解痤疮祛除法的目的和注意事项，掌握放松和配合的方法，清洁面部。

（三）护士准备

衣帽整洁、修剪指甲、洗手、戴口罩，需要时备防护镜。

（四）用物准备

治疗盘、75%酒精棉签、无菌棉球、无菌痤疮针、无菌乳胶手套1副、洁面膏、毛巾、头套、一次性治疗单；需要时备蒸汽热喷机、直流电离子导入仪。

（五）环境准备

温湿度适宜、光线充足。

五、操作步骤

步　骤	要点与说明
1.核对 备齐用物，核对患者、医嘱执行单	• 严格执行查对制度 • 确认患者，双向核对，至少两种方式： （1）住院患者核对姓名、床头卡、腕带 （2）门诊患者核对姓名、性别、年龄
2.清洁面部 根据皮肤性质，选择洁面膏，用温水清洗面部皮肤，擦干	• 不能自理患者协助其清洁面部
3.体位 铺一次性治疗单，协助患者戴头套，取平卧位，将毛巾围于患者颈下	• 保持头发、衣领及床单位整洁
4.二次核对	
5.需要时根据医嘱进行蒸面	• 同"蒸汽美容法"
6.消毒皮肤 用75%酒精棉签消毒局部皮肤	• 避开眼周 • 酒精过敏者可用生理盐水清洁皮肤
7.祛除痤疮 戴乳胶手套，一只手绷紧皮肤或捏起局部皮肤，另一只手用痤疮针轻轻刺入皮损，使毛孔扩张，将圆圈端套住痤疮，稍用力按压，排出脂肪栓或将圆圈端置于痤疮根部，稍用力推压，使脂肪栓完全排出。用无菌棉球擦净血渍、脂肪栓，脱手套	• 根据痤疮情况，必要时戴防护镜 • 观察患者对疼痛的耐受程度，如患者疼痛难忍，可暂停操作，待疼痛缓解后再继续治疗 • 挤压脂肪栓时应顺毛孔方向进行 • 痤疮较多时，可分次进行排出
8.需要时根据医嘱进行直流电离子导入	• 同"直流电离子导入法"
9.需要时根据医嘱进行面膜护理	• 同"面膜护理"

续上表

步　骤	要点与说明
10.治疗结束 撤下一次性治疗单、毛巾，脱手套	• 观察局部皮肤情况
11.再次查对	
12.操作后处理 （1）协助患者整理衣物 （2）清理用物 （3）洗手 （4）记录并签全名	• 按消毒隔离原则处理用物 • 记录时间、局部皮肤及痤疮排出情况

六、注意事项

（1）严格执行无菌操作原则，用物一人一用一消毒，避免交叉感染。

（2）操作时，动作宜轻柔，用力均匀，定位准确，以免损伤周围皮肤及皮下组织。

（3）排除时，如毛孔未完全张开，应用痤疮针顺毛孔方向轻轻刺入，使毛孔扩张，便于脂肪栓排除。

（4）治疗后保持创面清洁、干燥，防止感染。避免日晒，防止色素沉着。

（5）指导患者生活有规律，避免熬夜、长时间使用电脑。饮食宜清淡，多吃蔬菜和水果，控制摄入甜食、动物脂肪类、油炸类、辛辣食品及饮酒。

（6）避免挤捏、搔抓等刺激，尤其是面部"危险三角区"的痤疮，以免造成颅内感染及局部色素沉着。

（7）根据自己的皮肤类型和医生的建议，选择合适的面部清洁剂和化妆品，按医嘱使用药物。

第十二节　面部皮下组织冲洗法

一、目的

排出脓液，注入抗菌药液，促进皮损愈合。

二、适应证

面部聚合性痤疮或深在性脓疱。

三、禁忌证

有出血倾向、瘢痕体质者。

四、操作前准备

（一）评估患者并解释

（1）患者的病情、对疼痛的耐受程度、酒精过敏史、心理状态、合作程度。

（2）局部皮损情况。

（3）向患者及其家属解释面部皮下组织冲洗法的目的及注意事项，教会患者放松和配合的方法。

（二）患者准备

了解面部皮下组织冲洗法的目的及注意事项，掌握放松和配合的方法；清洁面部。

（三）护士准备

衣帽整洁、修剪指甲、洗手、戴口罩，必要时备护目镜。

（四）用物准备

治疗盘、无菌棉球、无菌乳胶手套1副、1mL注射器、冲洗用药、无菌痤疮针、75%酒精棉签、毛巾、洁面膏、一次性治疗单，必要时备护目镜。

（五）环境准备

温湿度适宜、光线充足。

五、操作步骤

步　　骤	要点与说明
1.核对 备齐用物，核对患者、医嘱执行单	• 严格执行查对制度 • 确认患者，双向核对，至少两种方式： （1）住院患者核对姓名、床头卡、腕带 （2）门诊患者核对姓名、性别、年龄
2.清洁面部 根据皮肤性质，选用洁面膏，用清水清洗面部皮肤，擦干	• 不能自理患者协助其清洁面部

续上表

步　　骤	要点与说明
3.体位 铺一次性治疗单，协助患者取平卧位，将毛巾围于患者颈下	• 根据皮损情况，需要时戴护目镜
4.二次核对	
5.消毒皮肤 用75％酒精棉签消毒皮损处，由脓疱的中心点向周围皮肤消毒	• 消毒面积应大于皮损处 • 酒精过敏者可用生理盐水清洁皮肤
6.排出脓液 戴手套，用痤疮针在脓疱最高点及低位刺破，排出脓液，至无脓性分泌物为止，用无菌棉球擦净脓液及血渍，按压片刻至无出血为止	• 应避免痤疮针刺入过深 • 观察患者对疼痛的耐受程度，如疼痛难忍时可暂停操作，待疼痛缓解再继续治疗 • 出血较多时应充分按压止血
7.冲洗 用注射器抽取药液，反复冲洗脓疱或脓腔数次后，用无菌棉球按压5~10min，脱手套	• 观察局部皮损情况
8.治疗结束 将一次性治疗单撤下，擦净面部	
9.再次核对	
10.操作后处理 （1）协助患者整理衣物 （2）清理用物 （3）洗手 （4）记录并签全名	• 按消毒隔离原则处理用物 • 记录时间、局部皮损情况

六、注意事项

（1）严格执行无菌操作原则和消毒隔离制度，用物一人一用一消毒，避免交叉感染。

（2）操作时动作应轻柔，针刺时定位准确、深浅度适宜，避免损伤正常的皮下组织及周围皮肤。

（3）向患者说明治疗过程中局部会出现疼痛、红肿，属于正常现象。

（4）治疗后保持局部皮肤清洁、干燥，不搔抓、挤压患处，如脓疱不消退还需要再次冲洗，必要时随诊。

（5）治疗后，局部停用化妆品，避免日晒，防止色素沉着；按医嘱用药。

第十三节　面部扁平疣刮除法

一、目的
刮除面部扁平疣疣体的角质层，导入药物，治疗扁平疣。

二、适应证
面部扁平疣。

三、禁忌证
（1）凝血功能障碍者、有出血倾向者。

（2）面部扁平疣感染者。

（3）小儿、精神病患者及其他不能配合治疗者。

四、操作前准备
（一）评估患者并解释

（1）患者的病情、既往治疗的效果、既往史、酒精过敏史、心理状态、合作程度。

（2）面部皮肤及疣体情况。

（3）向患者及其家属解释面部扁平疣刮除法的目的和注意事项。

（二）患者准备

了解面部扁平疣刮除法的目的和注意事项，清洁面部。

（三）护士准备

衣帽整洁、修剪指甲、洗手、戴口罩。

（四）用物准备

治疗盘、75％酒精棉签、聚肌胞注射液、无菌乳胶手套1副、无菌刀片、无菌棉球、一次性治疗单、头套、毛巾、洁面膏、直流电离子导入仪；需要时备蒸汽热喷机。

（五）环境准备

光线充足、温湿度适宜。

五、操作步骤

步　骤	要点与说明
1.核对 备齐用物，核对患者、医嘱执行单	• 严格执行查对制度 • 确认患者，双向核对，至少两种方式： （1）住院患者核对姓名、床头卡、腕带 （2）门诊患者核对姓名、性别、年龄
2.清洁面部 根据皮肤性质，选用洁面膏，用温水清洗面部皮肤，擦干	• 不能自理患者协助其清洁面部
3.体位 铺一次性治疗单/协助患者戴头套，取平卧位，将毛巾围于患者颈下	• 保持头发、衣领及床单位清洁
4.二次核对	
5.需要时根据医嘱进行蒸面	• 同"蒸汽美容法"
6.消毒皮肤 用75%酒精棉签消毒局部皮肤	• 消毒面积略大于皮损 • 酒精过敏者可用生理盐水清洁皮肤
7.刮疣 戴乳胶手套，一只手绷紧皮肤，另一只手持刀片，轻轻刮除疣体的角质层，用无菌棉球擦净，脱手套	• 观察患者反应及局部皮肤情况 • 动作轻柔熟练
8.直流电离子导入 导入聚肌胞注射液	• 同"直流电离子导入法"
9.治疗结束 撤下一次性治疗单	• 观察患者皮肤情况
10.再次核对	

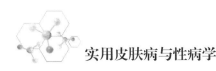
续上表

步　骤	要点与说明
11. 操作后处理 （1）协助患者整理衣物 （2）清理用物 （3）洗手 （4）记录并签全名	• 按消毒隔离原则处理用物 • 记录时间、局部皮肤情况

六、注意事项

（1）严格执行无菌操作原则，用物一人一用一消毒，避免交叉感染。

（2）操作时，动作轻柔，刮除深度适宜，以免损伤周围皮肤及真皮层。

（3）操作过程中，观察患者反应，随时询问患者感觉，若有不适，及时报告医护人员。

（4）向患者说明治疗过程中可出现疼痛、渗血等现象，应避免头部随意活动，防止损伤正常皮肤。

（5）治疗后，保持创面清洁、干燥；皮损处停止使用化妆品；注意防晒，防止色素沉着；避免搔抓患处，防止自身接种及感染。

（6）因个体差异，极少数患者涂面膜后会出现皮疹增多的现象，应及时复诊。

（7）加强锻炼，提高抵抗力。

第十四节　化学剥脱法

一、目的

（1）外涂化学药物于皮肤表面，皮肤浅层发生凝固性坏死并剥脱，去除某些浅表皮肤病。

（2）果酸剥脱可调节角质化过程，激活表皮更新，改善皮肤状态。

二、适应证

（1）角化性疾病。

（2）黄褐斑、雀斑、日光性色素斑、炎症后色素沉着。

（3）果酸剥脱可细致毛孔，改善细纹和皱纹；治疗痤疮、痤疮后浅表疤痕。

三、禁忌证

（1）有严重的心、肝、肾脏疾病，妊娠、哺乳期。

（2）不能坚持剥脱治疗后避光者。

（3）6个月以内局部施行外科手术者；2周内局部施行化学剥脱者。

（4）局部有细菌、病毒感染者。

（5）免疫功能不全者。

（6）接受过放射线性治疗，近期接受过雌激素、孕激素治疗者。

（7）湿疹患者，尤其是异位性皮炎患者。

（8）精神病患者、情绪不稳定者。

（9）果酸治疗还包括疤痕体质、激光治疗或拉皮手术、正在服用避孕药、维 A 酸药物、激素制剂等。

四、操作前准备

（一）评估患者并解释

（1）患者的病情、既往史、过敏史、心理状态及合作程度；果酸治疗还应询问用药史。

（2）面部皮肤情况。

（3）向患者及其家属解释化学剥脱法的目的和注意事项，必要时签署告知书。

（二）患者准备

了解化学剥脱法的目的和注意事项，面部清洁。

（三）护士准备

衣帽整洁、修剪指甲、洗手、戴口罩。

（四）用物准备

治疗盘、75%酒精棉签或洗必泰、遵医嘱备剥脱剂、无菌棉签/牙签、无菌干棉球/涂膜刷、一次性治疗单、头套、毛巾；果酸剥脱时备冷喷机、凡士林、洁面乳、中和液。

（五）环境准备

温湿度适宜、光线充足。

五、操作步骤

步　　骤	要点与说明
1.核对 备齐用物，核对患者、医嘱执行单	• 严格执行查对制度 • 确认患者，双向核对，至少两种方式： （1）住院患者核对姓名、床头卡、腕带 （2）门诊患者核对姓名、性别、年龄
2.体位 铺一次性治疗单，协助患者戴头套，取平卧位，将毛巾围于颈下	• 保持头发、衣领及床单位整洁
3.二次核对	
4.清洁面部 用75%酒精棉球或洗必泰棉球清洁面部；果酸剥脱治疗时可用温水、洁面膏洁面	• 嘱患者闭眼 • 果酸剥脱治疗时，洁面后需封面，用棉签蘸取凡士林涂擦内外眼角、两侧鼻翼、口唇部以及面部破损处
5.涂擦剥脱剂 根据病损的面积大小，选择合适的操作工具： （1）病损呈片状损害或行全面部剥脱者，可以用无菌棉签蘸上剥脱剂，均匀地滚涂于皮损处 （2）点状病损，可用牙签尖蘸少许药液，均匀小心地涂布于皮损处。可反复涂布1~2次，待皮肤变为霜白色时，用无菌干棉球吸附掉残余的药液 （3）果酸剥脱时，用涂膜刷蘸取适量浓度的果酸液，均匀涂抹于面部皮肤，停留2~7min后，再使用涂膜刷蘸取中和液涂擦面部，停留片刻，至无白色气泡产生为止	• 勿超出皮损范围，以免加重患者的痛苦及导致正常皮肤损伤 • 患者感觉轻微疼痛 • 根据皮肤性质、治疗次数，选择合适的果酸浓度与治疗时间 • 涂擦中和液的面积略大于涂擦果酸的面积
6.需要时根据医嘱进行冷喷 以患者皮肤灼热感和痛痒感消失为宜，一般10~20min	• 同"冷喷美容法"

续上表

步　骤	要点与说明
7.治疗完毕 撤下一次性治疗单及毛巾	• 观察皮肤情况
8.再次核对	
9.操作后处理 （1）协助患者整理衣物 （2）清理用物 （3）洗手 （4）记录并签全名	• 按消毒隔离原则处理用物 • 记录时间、剥脱剂名称（浓度）、局部皮肤情况

六、注意事项

（1）治疗前，应充分清洁面部皮肤，去除油脂。

（2）皮损面积过大时，可分次治疗，每次不宜超过面部的50%（果酸剥脱时除外）。

（3）涂擦药液时量要适中，不可过多，勿将药液溢出或涂到周围正常皮肤上，一旦不慎滴入眼内，应立即用生理盐水冲洗角膜和结膜，其他部位应立即用酒精或水冲洗，以减轻药液的腐蚀作用。

（4）治疗过程中局部皮肤可能出现灼热、疼感痒感，应随时询问患者的感觉，严密观察局部皮肤的反应。

（5）术后注意防晒和补水；出现刺痛或其他不适感觉及时复诊。

（6）结痂后让其自行脱落，切忌强行撕脱或以粗质毛巾擦掉，否则易出现色素沉着或加重色素沉着。

（7）点状剥脱者，治疗后24h内不洗脸，以后可正常洗脸。

（8）告知患者治疗后用凡士林或全封闭油膏滋润皮肤，至少半年以内避免强烈日晒，外出时使用高倍SPF值的防晒霜。

（9）果酸剥脱治疗期间，应暂停使用含果酸成分的化妆品。

参考文献

[1]   郑捷. 皮肤性病学进展 2016-2017[M]. 中华医学电子音像出版社, 2018.

[2]   穆震. 新编皮肤病学[M]. 西安：西安交通大学出版社, 2018.

[3]   [美]Anne Lynn S. Chang. 老年皮肤病学进展[M]. 上海：上海科学技术出版社, 2018.

[4]   王蕾，蒋红. 临床专科护理技术丛书 实用皮肤病护理[M]. 上海：上海科学技术出版社, 2018.

[5]   王聪敏，余明莲，李海涛. 皮肤科常见病护理手册[M]. 北京：中国医药科技出版社, 2018.

[6]   韩世荣. 皮肤病[M]. 西安：西安交通大学出版社, 2017.

[7]   郑庆虎. 皮肤性病诊疗新进展[M]. 长春：吉林科学技术出版社, 2017.

[8]   王宝玺. 中华医学百科全书 临床医学皮肤病学[M]. 北京：中国协和医科大学出版社, 2017.

[9]   刘贞富. 皮肤性病诊断与治疗[M]. 武汉：湖北科学技术出版社, 2016.

[10]   丁淑贞，戴红. 皮肤科临床护理[M]. 北京：中国协和医科大学出版社, 2016.

[11]   刘刚. 常见皮肤病治疗学[M]. 南京：东南大学出版社, 2016.

[12]   眭岩，周琳，李天举. 实用中西医皮肤性病学[M]. 长春：吉林科学技术出版社, 2016.

[13]   陈洁. 临床皮肤性病综合诊疗学[M]. 长春：吉林科学技术出版社, 2016.

[14]   黄长征. 皮肤性病学 第3版[M]. 北京：科学出版社, 2016.

[15]   吴志华. 皮肤科治疗学[M]. 北京：科学出版社, 2016.

[16]   晋红中，朱学骏. 简明皮肤病手册[M]. 北京：人民卫生出版社, 2016.

[17]   孙艳，占城. 常见皮肤病护理常规及操作规范[M]. 沈阳：辽宁科学技术出版社, 2015.

[18]   顾伟程. 精编妇女皮肤病学[M]. 西安：陕西科学技术出版社, 2018.

[19]　魏跃钢，王晓华. 皮肤病治疗与调养[M]. 北京：人民军医出版社, 2015.

[20]　马寒，赖维，陆春. 简明皮肤病临床与组织病图谱[M]. 广州：广东科技出版社, 2018.

[21]　杨慧兰，谢玉茹. 常见皮肤病防治[M]. 北京：人民军医出版社, 2014.

[22]　罗维丹，邬成霖. 邬成霖皮肤病临证菁华[M]. 杭州：浙江科学技术出版社, 2017.

[23]　孙心君. 现代皮肤病诊断与治疗要点[M]. 长春：吉林科学技术出版社, 2016.

[24]　李伯埙，王俊民，肖生祥. 皮肤病临床与组织病理学[M]. 西安：世界图书出版公司, 2015.

[25]　路永红. 皮肤病性病诊断与治疗[M]. 成都：四川科学技术出版社, 2013.

[26]　李福秋，曲生明. 皮肤性病学[M]. 长春：吉林大学出版社, 2013.

[27]　刘军. 现代皮肤性病学[M]. 北京：科学技术文献出版社, 2014.

[28]　高征，张慧珍. 皮肤性病学[M]. 长春：吉林大学出版社, 2014.

[29]　雷翠云，辛玲芳. 中西医结合皮肤性病护理常规[M]. 武汉：湖北科学技术出版社, 2012.

[30]　孙乐栋. 皮肤性病护理与美容[M]. 北京：人民军医出版社, 2011.